1日5分で体質リセット!

勝手に血糖値が下がる体になる方法

薬剤師／薬学研究者
加藤雅俊
Kato Masatoshi

PHP

はじめに

本書は、現在、日本国内で約1000万人以上いるといわれている糖尿病予備軍の方のために、自分で糖尿病にならない体にする方法、血糖値を健全に保つための知恵をまとめたものです。

「血糖値が少し高いようなので、気を付けてくださいね」

健康診断で医師からそう指摘されたあなたは、すでに糖尿病予備軍である可能性が高いでしょう。

「薬を飲みはじめないといけないのかな……」

「食事を控えるなんて……つらすぎる！」

「糖尿病になると、一生、自分で注射を打つんでしょ!? どうしよう！」

そんな不安でいっぱいになっているのかもしれません。

でも、安心してください。

これから薬に頼らなくても、空腹を我慢しなくても、血糖値が下がる方法をご説明していきます。しかも、お金は一切かからず、時間もほんの数分でＯＫ。今すぐ、今日からできる方法です。

「そんなうまい話があるわけない！」と思うかもしれませんが、血糖値を速やかに下げる仕組みは、もともと私たちの体にプログラムされています。うまく働かなくなったその仕組みを、再び活発に働かせるようにするだけです。

それなのに、「なぜ血糖値で悩む人がこんなにも多くいるのだろう。一度なってしまった糖尿病から抜け出せない人が多くて、年々、糖尿病の患者さんが増えていくのはなぜだろう」

以前の私は、いつもそんな疑問を抱いていました。

実際に、糖尿病予備軍から疑いようのない「糖尿病」という診断を受け、さらに糖尿病性腎症となって人工透析を余儀なくされるまで、だいたい5年から10年かかる、といわれています。

厚生労働省が行なった「国民健康・栄養調査」（２０１６年）によると、「糖尿病が強く疑われる者」の数は約１０００万人、「糖尿病の可能性を否定できない者」も約１０００万人、合わせて約２０００万人と推計されています。

程度の差はあるにせよ、おそらく、先のように医師から注意を受けた場合には、この数にカウントされることになるのでしょう。

そして、いまのまま何もしなければ、そのままあっさりと本格的な糖尿病へと進んでいくことになります。

私が外資系製薬会社で糖尿病検査薬の研究に携わっていた30年前、糖尿病について、ある文献にはこう記されていました。

「細胞に存在する『インスリン受容体』に血糖値を下げるホルモンである『インスリン』が結びつくと、血液中のグルコース（ブドウ糖）が細胞内へ取り込まれる。このインスリン受容体がない、もしくは働きを阻害されている状態が2型糖尿病」

ちょっと専門的で難しいですが、簡単に言えば「細胞が糖を取り込むためのスイッチがインスリン受容体」ということです。このスイッチがオンになると、血糖値がスルッと下がる仕組みになっています。

そのときの私の理解は次の通りでした。

「なるほど、血糖値が上がりすぎてしまうのは、糖を取り込んでくれるインスリン受容体がよく働かないからか。じゃあ、細胞が糖を取り込む仕組みをよくしてあげれば、血糖値は下がる。糖尿病にもならずにすむよね」

ところが、30年経った現代においても、血糖値を下げる薬やインスリンをたくさん分泌させる薬、もしくはインスリン製剤は治療薬として使われていますが、インスリン受容体をサポートして糖の取り込みをよくする薬や方法は、患者さんたちへ届いていません。

また、血糖値に問題が出て糖尿病予備軍になると、「カロリー制限を始めましょう」「糖質が多い食べ物は極力控えましょう」などの食事指導が入ることもあります。

ですが、ダイエットを経験した方ならすでに察しがつくと思いますが、空腹感や好きなものが食べられないストレスから、すぐに元通りの食事に戻ってしまい、結局、糖尿病になってしまった……というケースも珍しくありません。

そもそも、現在、行なわれている薬物療法や食事指導といった標準的な糖尿病の治療法が有効であれば、糖尿病患者が増え続けることはないはずです。

ならば、今の指導や治療の内容には、どこか決定的に欠けているところがあると考えられないでしょうか。

それが、血糖値を下げるためのスイッチである**「細胞が糖を取り込む仕組みの活性化」**だと私は考えています。

現在、医療の現場ではそのことがすっぽりと抜け落ちています。

インスリン受容体へ働きかける薬がなかなか開発されないならば、先に述べたように、もともと人間の体に備わっている血糖値を下げる仕組みを目覚めさせればよい。それが私の結論です。

では、糖の取り込みシステムを元気にしたり、インスリン受容体を増やしたりするためにはどうすればよいのかというと、主に次の2つです。

①筋肉を動かすこと
②十分なタンパク質摂取

この2つが、本来、人間に備わっている「勝手に血糖値を下げる仕組み」を再生させます。

①はジムに通ったり、長い時間をかける必要はありません。1日ほんの数分間、体を動かすだけ。②は肉や魚、卵を十分量、食事にプラスするだけです。つらい空腹感とは無縁です。

このたった2つを実践すれば、服薬も、つらい食事制限をすることもなく、あなたの血糖値はグングン下がっていくことでしょう。

その理由については、これからつまびらかにしていきます。

もともと薬剤師である私は「病気を治しているのは自分自身で、薬は症状を抑え込むだけ」ということが身に染みて分かっています。特に糖尿病については、先に述べた通り、薬を一生飲み続けたり、自己注射をしたりするケースが非常に多いという現状があります。

それでも、糖尿病になった体自体を治すことはできません。薬で血糖値の数値を一時的に下げることはできても、体に本来備わっている血糖値を下げる仕組みは、壊れたままです。

しかし、本来は病気の一歩手前で手を打てることはたくさんあります。

私が薬剤師として、また製薬会社の研究員として得てきた、人の体に病が現れる仕組みに関する情報。そして、健康維持のためのサロンを主宰しながら積み上げてきた、西洋医学や東洋医学、栄養学や運動療法などを多角的に組み合わせた「予防医療」のための知見。

それらをもとに、薬や食事制限なしでもしっかりと血糖値が下がる体になる方法を、お伝えしていきます。

本書の内容を実践することで、生涯にわたって糖尿病にならない体を維持するためのスキルが身につくはずです。

今日から、今すぐ、始めていきましょう。

1日5分で体質リセット!
勝手に血糖値が下がる体になる方法——◉目次

はじめに

序章 糖尿病、糖尿病予備軍と言われたら

Contents

第1章 数値が高め〜人工透析までの流れ

第2章 結局のところ、何が糖尿病の原因なの？

第3章

血糖値が勝手に下がる体になる！加藤式食事法&体操法

Contents

Contents

第4章 検査表の正しい見方

序章

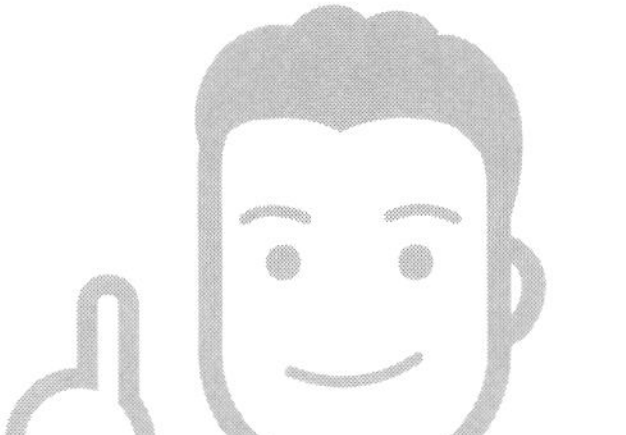

◎糖尿病、糖尿病予備軍と言われたら

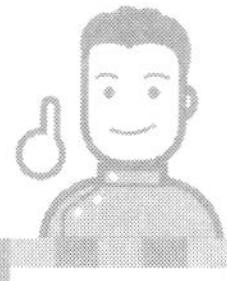

糖尿病予備軍の体には何が起きているのか

みなさんは、糖尿病についてどんなイメージをもっているでしょうか。

「自分で注射を打たないといけないんでしょ?」
「食事制限もあるし、死ぬまで薬を飲まないといけないんだよね」
「悪化すると、透析に通わないといけなくなる病気」

よく聞くこれらのイメージは、どれも正解であり、不正解でもあります。

というのも、自己注射も、終わらない服用も、透析するほど悪化させてしまうのも、病気のせいというよりは、対処法がずれているためにそうなってしまうケースが多々あるためです。

それはいったいどういうことなのか？
これからいっしょに見ていきましょう。

糖尿病とは、その名の通り、血液中のブドウ糖が増えすぎてしまう病気のこと。本来は、私たちが食事からとった糖質は酵素により分解され、最終的に小腸でブドウ糖になって吸収されます。それが血液で体の各所に運ばれて、体を活動させるためのエネルギーとなるのです。

臓器や組織で使われずに余ったブドウ糖が、血液中に多くなりすぎると、血液中の濃度を示す「血糖値」が高くなります。

この状態で血液検査をすると、医師から「血糖値が高いようですね。糖尿病の疑いがありますから、再検査をしましょう」となるわけです。

ところが、この状態では何の自覚症状もありません。どこにも痛みはなく、手足もいつも通り動くし、目も見えれば耳も聞こえます。本人にしてみれば、病気になった実感はありません。

そのため、「まあ大丈夫だろう」と、再検査もせずにほったらかし……という人も少なくないのです。

この「自覚症状のなさ」が、糖尿病の最もやっかいなところと言えるでしょう。


血糖値が高くなりすぎた状態が続くと何が起こるのかというと、体中の血管の損傷です。体の中で、細い血管が密集している部位からダメになっていきます。

それがどこかというと、目、腎臓、手足の末端です。

そのため、糖尿病には次のような「三大合併症」があります。

①糖尿病性網膜症
眼底の血管が詰まり、視力が低下したり、ひどい場合には失明することも。

②糖尿病性腎症
上昇した血糖値により、腎臓が本来持つ、健全な血液のろ過機能が低下。結果、体に

必要なタンパク質までろ過してしまい、尿にタンパクが出るようになる。症状がさらに悪化すると、ろ過が行なわれなくなることも。むくみや吐き気、貧血などさまざまな症状が起こる。

③糖尿病性神経障害

神経細胞に血液が届かなくなり、手や足の感覚が鈍る。進行すると壊疽《えそ》を起こし、脚を切断するケースも。

お伝えした通り、糖尿病には自覚症状がほぼありません。そのため、この3つの深刻な合併症がある日突然、現れることになります。

なかでも腎症になれば、「人工透析」が必須となります。余分な水分や塩分、老廃物をろ過する働きができなくなった腎臓の代わりに、人工的に血液を浄化する治療法です。通常は、腎臓の働きが10～15％以下になると適用される治療法です。腎機能が15％あっても、症状が強い場合には透析が必要と判断される場合もあります。

現在、人工透析は2種類あります。1つは、血液を透析器に通してきれいにしてから戻す「血液透析」で、通常は透析施設のある医療機関で行なわれます。1回4~5時間、週に3回が基本です。

もう1つは、カテーテルを通じておなかへ透析液を入れ、体内で血液を浄化する「腹膜透析」です。通常、腹膜透析は自宅で毎日時間をかけて行ない、月に1、2回通院します。

ライフスタイルに合わせてどちらかの透析方法が選択されますが、いずれにしても「治療」とはいっても腎機能を治す効果は期待できません。そのため、一度透析になれば、一生涯続ける必要があります。

透析患者は塩分や水分のとりすぎが命取りとなるため、食事管理も厳しく行なわれることになります。

私が「糖尿病はとても怖い病気だ」と痛感したのは、この点にあります。

毎日、もしくは1日おきに4~5時間も身動きがとれない治療を受け、好きに飲み食いできない生活が生涯続く……それでは気ままに旅行に出かけたり、外食したりすることも難しくなるでしょう。食べることも出かけることも大好きな私にとっては、そんなつらいことはありません。

しかも、糖尿病は全身の血管が徐々にむしばまれていくため、現れる合併症が1つだけとは限りません。眼も弱り、手足の感覚が鈍くなり……となったら、さらに生活は不自由になります。腎症と同じく、これらを速やかに改善する治療法は今のところありません。

一度、合併症まで達してしまったら、治らない。一生、薬を飲みながら、食事制限しながら、長時間の透析をし続ける生活をしないと命に係わる。

これが、糖尿病の怖いところです。

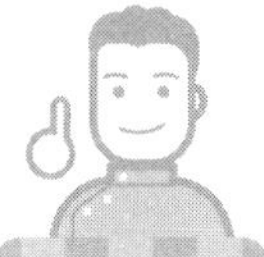

糖尿病でうつや感染症へのリスクが高まる

冒頭で述べた通り、全身の細胞にはインスリン受容体があり、そこにインスリンがくっつくと細胞内に糖が取り込まれます。その糖がエネルギーとなって、内臓や筋肉の活動が行なわれている。そのため、インスリン受容体の機能が十分に働かなくなると糖の取り込みが行なわれなくなって、糖尿病になる――そういうお話でしたね。

実は、インスリン受容体が働かないことで引き起こされる問題は、糖尿病だけに限りません。

全身の細胞に糖が取り込まれなくなるため、各細胞の活動が正常に行なわれなくなるわけですから、人間が本来もつあらゆる機能にエラーが起こる可能性が高まります。

その1つが、免疫の働きの低下です。病原体が体内に侵入してきたときに、それらと戦うために働くのが「免疫細胞」です。免疫細胞は白血球中に存在しており、体中を常にパトロールしています。

そして、ひとたび感染や炎症が起こったときには、免疫細胞の表面にインスリン受容体を一気に発現させて糖をグングン細胞内に取り込み、活動を一気に高めて敵である病原体をやっつけてくれるのです。体を守るための、莫大なエネルギーの引き込みスイッチが、インスリン受容体というわけです。

このときに、インスリン受容体が十分に活動せず、免疫細胞がエネルギー不足になれば、当然ながら、病原体と戦う力がなくなります。風邪はもちろん、インフルエンザや新型コロナ感染症を発症する可能性が高くなってしまう、というわけです。

また、糖尿病患者はうつ病を発症しやすく、スタンフォード大学医学部が発表した研究によると、糖尿病がない人と比べ、うつ病発症のリスクは2倍になることが分かっています。

平均年齢41歳の健常者601人のデータを分析したところ、ウエストが5㎝増えるごとにうつ病発症リスクが11％上昇し、空腹時血糖値が18㎎／dL高くなると37％上昇することも確認されました。

さらに、研究スタートから2年以内に糖尿病予備軍と判定された人の場合、9年間でうつ病発症リスクが2・66倍に上昇することも明らかになりました。

研究者は「インスリン抵抗性は糖尿病などの代謝系疾患だけでなく、うつ病の危険因子にもなりうる」と語っています。

「インスリン抵抗性」とは、血糖値を下げるためのホルモンであるインスリンが十分に分泌されているのに、血糖値が下がらないことをいいます。各細胞にあるはずの糖の入り口がうまく開かなくなっているため、細胞の中に糖が入れず、血液中に溢れたままになってしまっているのです。

インスリン抵抗性が高まる原因としてよく言われているのが、内臓脂肪の増加です。内臓脂肪が増えすぎると、肥大化した脂肪細胞から生理活性物質の「ＴＮＦ－α」が分泌され、インスリンの効き目を邪魔することが分かっています。

その他にも、遺伝や高脂肪食、ストレスなどとの関連も指摘されています。

そういったことから時々、肥満で血糖値に問題がある患者に対して、「コレステロール値を下げないといけませんね」と言って、「スタチン」という高コレステロール血症の薬を処方する医師がいます。実際に、私のところへご相談に来られた糖尿病予備軍の方のなかにも、スタチンを服薬されている方が数人、いらっしゃいました。

しかしながら、昨今では食事から摂取した脂質が、体内のコレステロール値に与える影響はほぼないということが分かっています。肉や卵、脂肪の多い食事をしているからコレステロール値が高くなるということはないのです。

しかも、昨今の研究では**スタチンを服用することで、糖尿病が進行するリスクを高めることも分かっています**。そのため、私は糖尿病予備軍の方へのスタチンの投与は、ほとんどの場合で必要ないと考えています。

うつ病の話に戻せば、私は糖尿病予備軍の方のうつリスクの高さの背景には、タンパク質不足もあると考えています。

糖尿病の方、もしくは糖尿病予備軍の方のほとんどに、深刻なタンパク質不足がみられます。

人間の体を構成している成分のうち、重さでいえばその7割が水、2割がタンパク質です。つまり、水を除けば、人間の筋肉も脳も血管もその他の臓器も、ほとんどがタンパク質でできているわけです。栄養素のなかでも最重要といってよいものが、タンパク質なのです。

そして、あまり知られていませんが、タンパク質は健全な精神活動も支えています。タンパク質を構成するチロシン、フェニルアラニン、トリプトファンなどの必須アミノ酸は、記憶や情動、気分などに関係するノルアドレナリン、ドーパミン、セロトニンといった、神経伝達物質の材料になっているのです。

つまり、タンパク質を十分にとれていないと、精神状態が不安定になってしまう、ということです。


加えて、脳の神経細胞が糖の取り込みがうまくいかない状態になれば、エネルギーも足りなくなって、まさに二重の意味でメンタルはダメージを負ってしまうことに。結果、糖尿病、糖尿病予備軍の人たちは、うつ病のリスクが高まっていくのです。

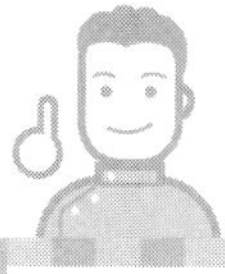

糖尿病患者は認知症リスクが2倍に

実は、「認知症」も糖尿病の合併症であることは、あまり知られていない事実です。

さまざまな研究でそれは明らかですが、国内で有名なのが「久山町研究」でしょう。

同研究では、糖尿病がある人はそうでない人と比べて、アルツハイマー型認知症になるリスクが2・1倍、脳血管性認知症のリスクが1・8倍に高まることが分かりました。

アルツハイマー型認知症のリスクが特に高くなるのには、インスリンが関係しています。

アルツハイマー型認知症の原因といわれているのが、「アミロイドβ」という、脳内で作られるタンパク質です。アミロイドβは「脳のごみ」とも言われており、通常は酵素によって分解され、脳の外へ排出されます。

ところが、これが分解されないまま脳内に溜まってしまうことがあります。どんなときに溜まってしまうかというと、高血糖状態が続いたときです。

アミロイドβを分解する酵素の1つが「インスリン分解酵素」であるため、高血糖状態で体内にインスリンが大量に分泌された状態が長時間続くと、そちらへ酵素がたくさん必要になるため、アミロイドβが分解されずに残ってしまうのです。

脳内に残留したアミロイドβは変性して脳にへばりつき、その毒素で神経細胞を死滅させて脳を萎縮させていきます。これがアルツハイマー型認知症を引き起こすことになるのです。

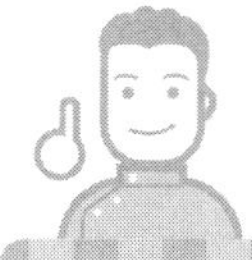

高血圧との関連も大！

糖尿病と高血圧の両方を発症しているケースも、非常に多いといえます。

というのも、インスリン抵抗性が高まり、インスリンの効きが悪くなって高血糖状態が続くと、交感神経の緊張も高まり、血管が収縮して血圧が上がるからです。

だから、糖尿病と高血圧は、ともに合併しやすい生活習慣病といわれています。高血圧患者が糖尿病になる確率は、正常血圧の人より、2～3倍高いことが分かっています。

現在、日本高血圧学会のガイドラインでは「収縮期血圧140／拡張期血圧90㎜Hg」が高血圧基準値とされています。

しかし、私は拙著『薬に頼らず血圧を下げる方法』（アチーブメント出版）で、「収縮期血圧が年齢＋90」の範囲内であれば心配はない、と記しました。

そもそも、年齢や体の大きさ、心臓の大きさなど、人間の体には個性があるのに、一律に同じ基準値を当てはめるのは無理があるというものです。例えば、１７０cm以上ある30代の男性と、１５０cmの小柄な80代女性とでは、血圧が異なるのは必然です。それを、一律に同じ基準値を当てはめて「高血圧だからお薬を始めましょう」「お薬とは一生のお付き合いですよ」とするのは、ちょっと待って！と言いたいのです。

薬を飲んでも、その効果で血圧が下がるだけで、そもそもの血圧が上がる原因は解決されていません。糖尿病と併発しているなら、なおさら、その原因となっているインスリン抵抗性を健全に働くようにすることが重要と考えてください。

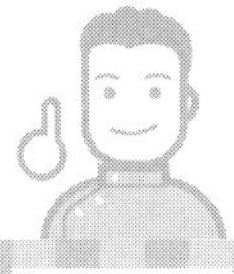

薬で体は治らない

糖尿病には、さまざまな合併症があることが、これまでのお話でご理解いただけたことでしょう。血糖値が上がり、うつや認知症のリスクが高まり、血圧まで上がる……。

「そんなにアレコレ病気だらけになるなんて、いったい何種類の薬を飲めばいいの⁉」
と思いますよね。

実際に、複数の薬を服用している糖尿病患者さんは珍しくありません。血糖値を下げる薬、コレステロール値を下げる薬、血圧を下げる薬。うつ症状として不眠も出てきたら、睡眠薬を処方されることもあるでしょう。

しかし、先の通り、どの薬も、そもそもの根本原因である**「細胞の糖の取り込みシステムがうまく働かない」**という体の問題を解決するものではありません。症状を抑えるだけです。特に糖尿病は慢性疾患ですから、「いつ治る」というものでもありません。

糖尿病の処方薬だけにとどまらず、さまざまな合併症を発症してさらにその種類が増え、それらを一生飲み続けることになるかもしれない。

それでも治ることはなく、透析になったり失明したり、手足を切断することになる可能性もある……それが、糖尿病の怖いところなのです。

薬の専門家として言わせていただきたいのですが、急性期に現れる症状を抑えるためには、薬は現代社会においては絶対に欠かせないものです。ただし、病気を治してくれるものではありません。

しかも、合併症が数珠つなぎで現れる糖尿病のような生活習慣病の場合は、下手したら2桁もの薬を服用している患者さんも少なくありません。それを一生飲むとなると、当然ながらさまざまな副作用の心配も出てきます。

薬を吸収する腸、分解する胃、特に肝臓、腎臓への負担も大きくかかってきます。それを一生続けたときに、なんの支障もないとは考えにくいでしょう。

薬はあくまでも症状を抑えるためのものであり、一生飲み続けるものではありません。薬をいつかは卒業することを着地点にしてほしいのです。

第1章

数値が高め～人工透析までの流れ

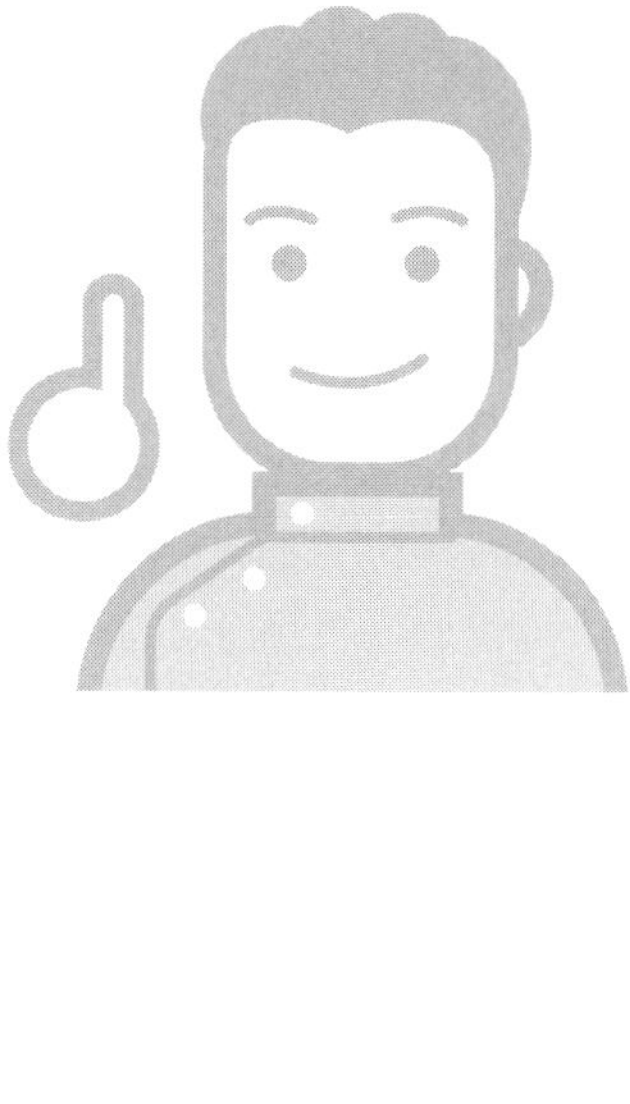

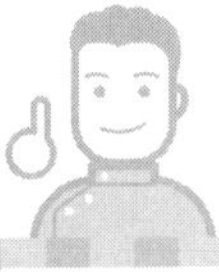

糖尿病のきざしから人工透析までの流れ

本章では、糖尿病のきざしから人工透析へと進行していくまで——どんなプロセスをたどっていくのかについて、見ていきましょう。

あるとき、健康診断の結果が来たと思ったら「要再検査」「要精密検査」といった不穏な文字が……よくみると「血糖値」や「ヘモグロビンＡ１ｃ」といった数値が赤信号を示していた。

これが、糖尿病予備軍のはじまりです。

現在、血糖値とヘモグロビンＡ１ｃの正常範囲は次の通りです。

●血糖値の正常範囲

空腹時血糖値：70～１０９㎎／dL

食後血糖値：140mg／dL未満
※空腹時血糖値は最後の食事から10時間以上、空けた状態で測定したもの
※食後血糖値は75gのブドウ糖を含んだ液を飲んだ2時間後に測定したもの

●ヘモグロビンA1cの正常範囲

基準値：4.6〜6.2％　糖尿病：6.5％以上

血糖値は血中のブドウ糖の濃度を表します。空腹時血糖値が126mg／dL以上、食後血糖値が200mg／dL以上になると、糖尿病と診断されます。
正常値と糖尿病を示す数値の中間が、「境界型」と呼ばれます。これがつまり、糖尿病予備軍という「糖尿病になる一歩手前の状態」というわけです。

ヘモグロビンA1cは、過去1〜2カ月の平均的な血糖値を表す検査値です。血糖値は当日の食事や運動などで大きく変化しますが、ヘモグロビンA1cは過去1〜2か月の血糖値を反映するため、当日の食事や運動から影響を受けることはありません。その

ため、糖尿病の判断は血糖値とヘモグロビンＡ１ｃの両方の数値と症状をみながら、総合的に判断されるのが通常です。

ちなみに「うちの会社の健診では血糖値検査はなかったけど？」という方もいることでしょう。

以前は国が定める「労働安全衛生規則」において、定期健康診断での血糖値検査は必須とされていましたが、平成29年より「ヘモグロビンＡ１ｃ検査でもＯＫ」という指導に変わりました。

その場合は、ヘモグロビンＡ１ｃの数値だけで確認しても特に問題はありません。先の通り、直前の食事などで変動する血糖値よりは、中期の平均が分かるヘモグロビンＡ１ｃのほうが指標として信用できると考えていいでしょう。

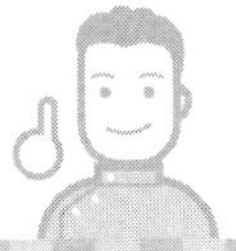

「太ってないから大丈夫！」に注意

健診で血糖値が「要再検査」となっても、多くの場合で、体調にはほとんど変わりありません。そのため、「まあ大丈夫だろう」とスルーしてしまう人も少なくありません。

特に、「肥満じゃないし問題ないよね」と思われがちな痩せ型や普通体型のケースの場合、黄色信号の血糖値を放置してしまうことが多いのですが、これは実は大きな間違い。

実は、日本人には痩せていてもインスリン抵抗性が高い体質の人が一定数いることが分かっているからです。

順天堂大学が発表した研究によると、痩せた若年女性（ＢＭＩ18・5以下）は、標準体重者と比べて「耐糖能異常」である割合が7倍も高いことが分かっています。

耐糖能異常とは、食後に血糖値を正常に戻す働きが非常に弱いことを言います。つまり、立派な糖尿病予備軍であり、今後、放置すると糖尿病になる確率が高いということです。

耐糖能異常は肥満になるほどにリスクが高まるという見方が一般的ですが、日本人はそもそも、肥満でなくても耐糖能が低下しやすいといわれてきました。「東アジア人はインスリン分泌が少ない」と指摘する研究者もいます。

つまり、日本人は「肥満でなくても糖尿病になりやすい」ということです。

「痩せているから大丈夫」「若いから心配ない」とは決していえない、と頭に入れておいてください。

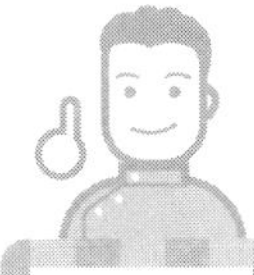

病気の根っこは同じ。だから解決法も同じ！

ここまでのお話で、糖尿病にはさまざまな合併症が存在することがご理解いただけたことでしょう。

そもそも糖尿病の始まりは、インスリン抵抗性が原因でしたね。そこから、高血圧やうつ、認知症などへ派生してゆく、というお話でした。

つまり、これらの病気の起因は、多くの場合で同じといえるわけです。

体のエネルギー代謝がうまくいかなくなっている——これが、病気の根本原因です。

そして、糖尿病だけでなく、高血圧、うつ、認知症のすべてにおいて、共通して「改善効果あり」と科学的に明らかになっている方法があります。

それが、「運動」です。

体を動かす。つまり、筋肉を動かすことで、インスリン抵抗性は健全化し、エネルギーの正常な循環を取り戻すことができるからです。

もう1つが、タンパク質をとること。その理由は当然、筋肉の主材料となるからです。

体を動かすと筋肉が刺激を受け、その組織が一時的に破壊されます。そして、十分な栄養と休息をとることで再生され、より成長することができるのです。

この一連の筋肉の破壊と再生を「超回復」といいます。

超回復を起こすためには、体を動かすこととタンパク質摂取をセットで行なうことが必須となります。

体を動かし、タンパク質をとって筋肉を育てることで、血糖値はほうっておいても下がるようになる。
その詳細について、次章で詳しく解説していきましょう。

第2章

結局のところ、何が糖尿病の原因なの？

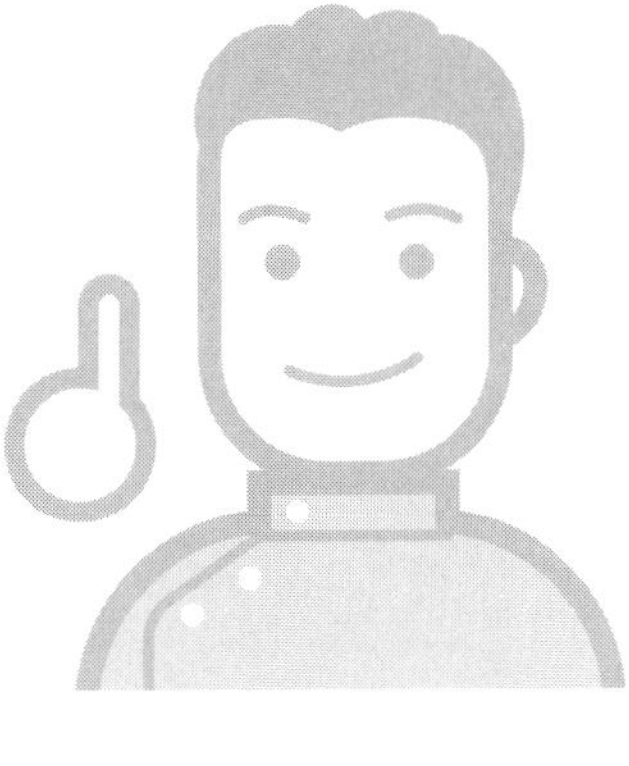

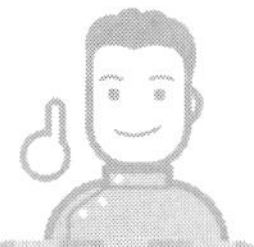

食事制限はいらない！

本章では、いよいよ「糖尿病の元凶とは何か?」について、詳しくお話ししていきます。

その前に、血糖値に問題が出たときに、みなさんが一番に気にする「食事制限しなくちゃ！」ということについて、誤解を解いておきましょう。

先に答えを言ってしまうと、血糖値を下げるために食事制限は必要ありません。

「血糖値が高いなら、糖質をとることをやめないと！」という方が多いのですが、私はいつも、そういうご相談を受けたときには「糖質はとっても大丈夫です」とお伝えしています。

先に述べた通り、**「糖質をとること」が問題なのではなく、「とった糖質が使われないこと」**に問題があるからです。

糖質がきちんと体の中で使われるようになれば、糖質をとっても血糖値が上がりっぱなしになることはありません。

さらに誤解を解くために、糖質についても少し説明しておきましょう。

人間が体を動かすために欠かせない栄養素には「炭水化物」「脂質」「タンパク質」の3つがあり、まとめて「三大栄養素」と呼びます。この3つを体内でエネルギーに変換して、はじめて内臓や筋肉を働かせることができるわけです。いわば、体を動かすためのガソリン役です。

三大栄養素のなかでも、もっともすばやくエネルギーに変換されるのが炭水化物、つまり糖質です。

炭水化物は糖質と食物繊維が足し合わされたもので、体内に取り込まれた糖質はブドウ糖（グルコース）となって血液中に溶け込み、全身の細胞に送られてエネルギー源として消費されます。余った分は筋肉や肝臓の中に取り込まれて、「グリコーゲン」という形で貯金され、血糖が残り少なくなったときにはここから引き出されて使われます。

つまり、糖質は貯金をするほど欠かさず備えておかなければならないエネルギー源だということです。

ブドウ糖が運ばれてこなくなると、全身の細胞は働きを低下させます。つまり、筋肉も内臓も脳も十分に動かなくなって、頭がボーッとしたり、だるくて動きたくなくなったりする、ということです。

免疫の力も当然弱まって、いま問題となっている感染症のリスクも高まるため、極端な糖質制限について私は推奨していません。


もちろん、毎食ケーキやアイスをたくさん食べているとか、どんぶりでおかわりを何度もしているなど、あきらかに過食しすぎている場合は、当然ながら問題があります。

しかし、常識の範囲内で1日3食、普通にパンやごはんを食べているくらいなら、まったく問題ありません。

そもそも、私たちは体に害が出るほどの大量の糖質は、無理しないととることはできません。板チョコがおいしく感じられるのは、せいぜい半分ぐらい……1枚食べたら十分満足するものです。続けて板チョコを2枚も3枚も食べられるものではありません。

人間の体は適切な量が決まっているので、異常な量の糖質をとることはできないものです。

人から「あなたの食事の量は異常だ！」と言われるほど過食していない限り、血糖値を下げるための食事制限は原則、必要ないと考えてください。

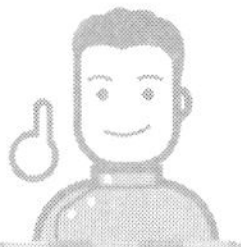

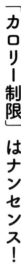

「カロリー制限」はナンセンス！

糖質制限と同じぐらい、大きな誤解として世に広まっているのが「カロリー制限」だと、私は考えています。

糖尿病の食事療法について指導を受けたことがある方はすでにご存じのことと思いますが、現在の食事療法の指標は「カロリー」です。1日にどれぐらいの活動量があるかという身体活動レベルをⅠ～Ⅲの3段階に分け、推定エネルギー必要量（kcal／日）を設定しています。

例えば、身体活動レベルが「ふつう（Ⅱ）」、50～64歳の場合は、男性で1日2350

～2800キロカロリー、女性で1800～2100キロカロリーとされています。糖尿病になると「この範囲のカロリーに収まるように食事を考えていきましょう」といった指導を受けることになるわけです。

ところで、各食品のカロリーの数値はどうやって決められているかご存じでしょうか？

実は、カロリーは「1リットルの水を1気圧のもとで1℃上昇させるのに必要な熱量」と定義されています。つまり、その食べ物を燃やし、その熱量でどれだけ水の温度を高くするか？　で決められているのです。

「え……？」となりますよね。その疑問は正しいです。私たちの体の中では、食べ物は燃えません。私たちが食べ物をとったときに起こるのは、消化や代謝です。

体の中でその食べ物がどんなプロセスを経て吸収され、どんな働きをするのかといったことは、カロリーにはまったく関係ありません。

見当違いでナンセンスな指標であるといわざるを得ません。

私は食事で重要なことは、カロリーではなく「質」だと考えています。とった栄養が、私たちの体の中ではどんな影響を与えるのか？　それが、食事の質です。

例えば、茶碗1杯のごはん、1切れの肉、バター1かけが、それぞれ同じ100キロカロリーだとしても、体の中で起こることは全く違います。ごはんは主に体を動かすためのエネルギーに、肉は体の材料に、バターはエネルギーや細胞やホルモンの構成成分になります。

各種の栄養には、それぞれ特有の役割があります。そのバランスが「質」です。

「カロリーが高いから肉は食べないようにしている」というダイエット民たちの声をよく聞きますが、それこそ大きな間違いです。肉に豊富なタンパク質は筋肉の材料になりますし、脂質はホルモンの材料や体を温めるエネルギーになります。

筋肉をつけて体温を上げ、基礎代謝をグングン高くしてくれる肉類は、ダイエットの強い味方となります。

繰り返しになりますが、問題があるのは「糖質のとりすぎ」や「カロリーが多すぎる」

ことではありません。

「筋肉が動いてない」「タンパク質が少なすぎる」ことから、糖質がうまく使えなくなっている体にこそ、問題があるのです。

その元凶が、「血糖の取り込み不足」です。

いよいよ、本書の本丸になります。次から詳しく解説していきましょう。

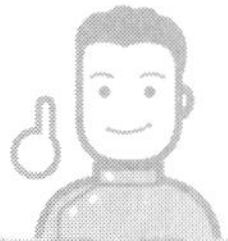

糖質が消費できない体になるワケ

「食べている量は若いころと変わっていない……いえ、むしろ減っているのに、急に血糖値が異常値になって……」

私のところへご相談に来る方の多くは、こうした戸惑いを口にします。

加齢にしたがって、なぜ血糖値が上がりやすくなるのか？

そのわけは、血液中のブドウ糖「血糖」が、うまく消費できない体に変わってしまっ

●糖尿病になると糖の利用量が約半分に!?

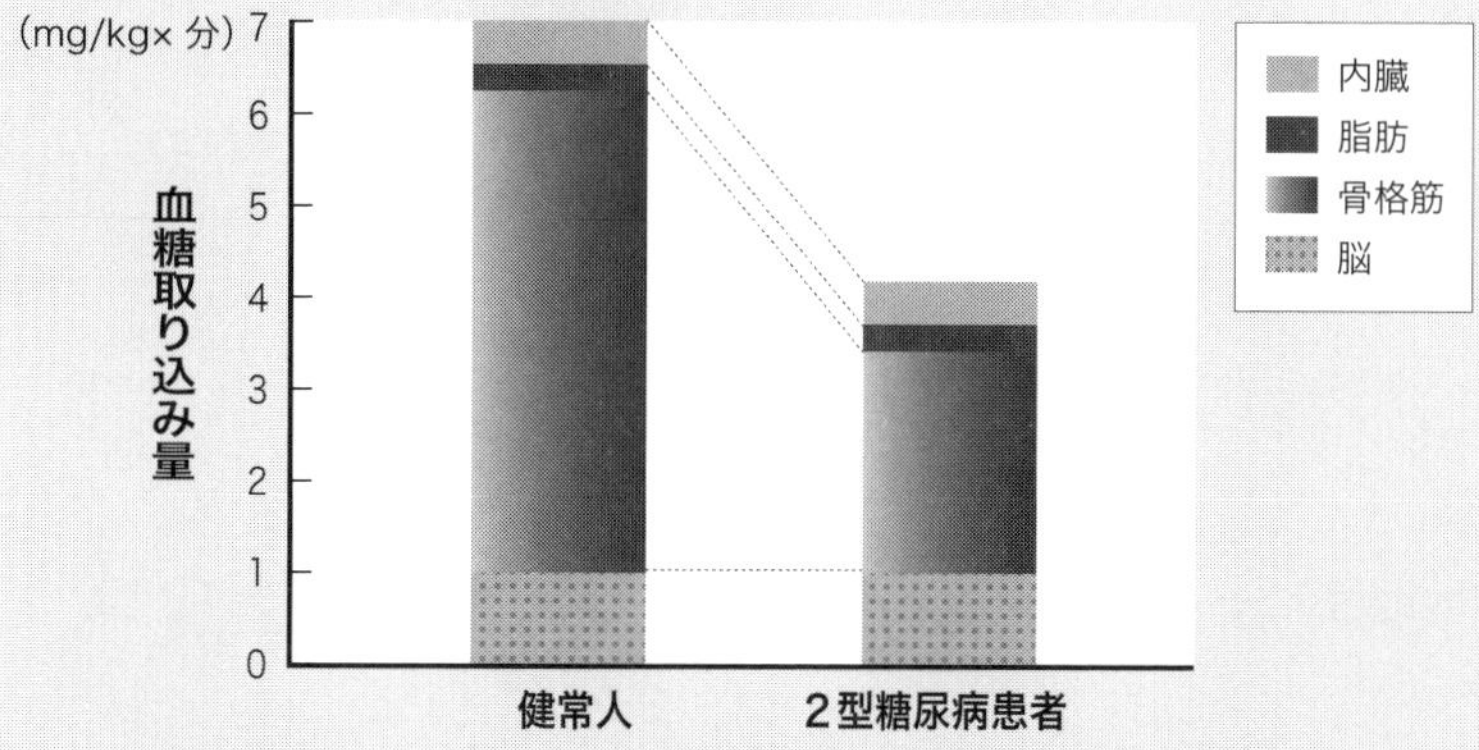

臓器、器官別に調べたインスリン作用の大きさを示すグラフ。2型糖尿病患者の全身の糖の総利用量は健常人の約半分であること。内臓、脂肪、脳の利用量は健常人と同じであることが分かる。骨格筋の利用率が大幅に減少したことが原因。

出典：亀井康富、小川佳宏「骨格筋からみた糖尿病の病態と治療」（月刊糖尿病 2015/1 Vol.7 No.1）

た、ということです。

そのことがよく分かるのが、上のグラフです。

内臓、脂肪、骨格筋、脳などの臓器・器官別にどれぐらいの血糖を必要としているのかが分かるグラフですが、糖尿病患者の糖の利用量が、健常人の約半分まで落ちているのが一目瞭然です。

つまり、糖尿病になると糖がうまく使えなくなって、血糖が余りまくってしまう、ということです。

そして、どこで糖が使えなくなっているのかということも、グラフで一目瞭然ですね。

骨格筋、つまり、「筋肉」です。

内臓、脂肪、脳で行なわれている糖の取り込みの量は、健常人とほぼ変化がないのに対して、骨格筋では大幅に減少していることが分かります。


人体で最も糖を消費するのが、筋肉です。血糖の80％以上は骨格筋に取り込まれると言われています。その筋肉の糖の取り込みが行なわれなくなったことで、血液中に余った糖が溢れる……。

これが、食べる量は変わらないのに血糖値がどんどん上がってくる、からくりです。


37ページで、痩せ型の若年女性たちは健常者よりも7倍も耐糖能異常になりやすい、というお話をしました。痩せ型女性たちは、骨格筋が顕著に少ないことも分かっています。

つまり、極端に筋肉量が少ないと、たとえ若くても血糖値が上がりやすい体になってしまうわけです。

そのことから私は、糖尿病になりたくないなら「筋肉が糖を取り込む力を取り戻せばいい！」と考えたのです。

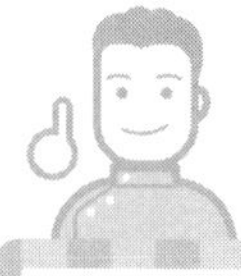

体を動かすと「血糖値を下げる魔法のゲート」が開く！

糖が各細胞の中へ送り込まれるプロセスについて、おさらいしておきましょう。

①血液中にブドウ糖が増える
②膵臓から「インスリン」というホルモンが分泌される
③各細胞の表面にあるインスリン受容体にインスリンがくっつく
④細胞の糖の通り道「GLUT4（グルットフォー）」が開き、細胞内に糖が取り込まれる

GLUT4とは各細胞がもつ糖の輸送通路、つまり、糖専用の通り道です。通常は細

胞内に隠れていますが、インスリンがインスリン受容体にくっつくと、それが刺激となって細胞の表面（細胞膜）に移動して、糖を細胞内へ通しています。

細胞内に糖を誘い込む通り道が、ＧＬＵＴ４。実は、この通り道を開く鍵は、インスリンによる刺激だけではありません。

実は、筋肉を動かすことでも、糖の取り込みは起こります。


筋肉が収縮すると、ＧＬＵＴ４が細胞の表面に移動して、細胞内へと糖を取り込む反応が起こるのです。しかも、その効果はインスリンに匹敵するほど、強力なものであることも分かっています。

これまで、医師や健康関連書籍、メディアから「血糖値を直接的に下げるのはインスリンのみ！」と見聞きしてきたことでしょうから、驚く方もいるかもしれません。しかし、うそではなく事実です。

筋肉を動かすと、インスリンなしで血糖値は下がります。


糖尿病予備軍や糖尿病の場合、インスリンの効き目が悪くなる……つまり、インスリン抵抗性が高まることが多々ありますが、この「筋収縮で糖を取り込む」という機能には、問題がないことがほとんどです。

インスリンの効きが悪くなっていても、インスリン受容体の働きが悪くなっていても、体さえ動かせば、血糖値は下がります。

運動こそが、「インスリンに頼らず血糖値を下げられる」鍵になるということです。

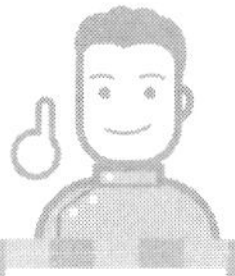

インスリン分泌で疲れ切った膵臓が休まる

筋肉を動かす効果は、これだけではありません。インスリンの過剰分泌で疲れ切った膵臓を、お休みさせてあげられるのも、運動のメリットです。

筋収縮による糖の取り込みは、運動をやめるとおおよそ2～3時間で終了するといわれていたのですが、実はその続きがあったのです。運動で糖を使い切った筋肉は、再び糖を筋肉の中へため込もうと、その反応を活発にします。そのため、インスリンがさほど分泌されていなくても、たくさんのＧＬＵＴ４を細胞膜の表面に発現させて、糖を取り込もうとするのです。
つまり、運動後はインスリン感受性がグンと高まることから、インスリン抵抗性の改善が期待できるということです。

この現象は、運動を繰り返すほど強固になります。筋肉が鍛えられるほど、ＧＬＵＴ４の量は増え、少量のインスリンでも糖の取り込みが活発に行なわれるようになります。

血糖値が高い状態が続くと、膵臓は常にインスリンを分泌し続けることになるため、膵臓が疲弊してしまうことがあります。するとその機能が低下して、インスリンが分泌されにくくなったり、ひどい場合には枯渇してしまうことも。

結果として、自前のインスリンが分泌できない体になってしまい、ますます血糖値が上がるようになってしまいます。こうなると、本格的な糖尿病と診断されて、飲み薬やインスリンの自己注射が必要になります。

そのため、糖尿病予備軍や糖尿病の場合は、膵臓をできる限り休ませてあげることが大切になるのですが、その最善の策が、運動といえるでしょう。インスリンなしで糖の取り込みが起こるため、膵臓がインスリンをたくさん分泌する必要もなくなります。膵臓を保護するためにも、運動は非常に有効な手段なのです。

血糖値に対して運動がもたらす福音をまとめると、次の通りです。

①インスリンなしで糖の取り込みを起こすことができる
②運動後はインスリン感受性が高まる
③少量のインスリンでも血糖値が下がりやすくなる
④インスリン分泌が抑えられて膵臓を休ませることができる

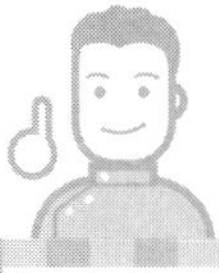

筋肉が糖尿病リスクを低くする

なぜ筋肉が血糖値を下げる鍵を失ったのかというと、それは皆さんも予想できると思いますが——ずばり、運動不足です。

人間の体の原則には「使わないものは衰える」というものがあります。毎日デスクワークで数時間座りっぱなし。特に運動する習慣もない現代人にとって、全身の骨格筋が衰えていくのは必然といえます。

実際に、2019年に厚生労働省が行なった「国民健康・栄養調査」によると、「運動習慣がある」と答えた人は、男性で33・4%、女性で25・1%。10人中2、3人という結果です。40代男性に限ってみれば、なんと18・5%という少なさでした。「糖尿病もしくは糖尿病予備軍は、中高年の3人に1人」という事実と、この運動習慣の少なさという事実は、表裏がぴったり合うと感じずにはいられません。

つまり、「中高年になって運動していないと、糖尿病になる可能性が高くなる」と考えて間違いないでしょう。

私たち人間は動物ですから、やはり、動き続けていないと体の恒常性が保てないようにできていることがよく分かります。

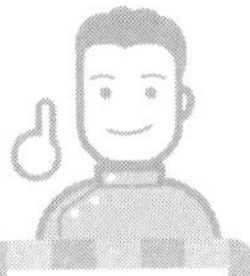

「糖をメラメラ燃やす筋肉」で体に力が満ち溢れる！

筋肉がしっかりついている人と、筋肉が衰えている人の決定的な違いを血糖値以外で挙げるとしたら、「エネルギーに満ち溢れていて、疲れにくい」というところでしょう。

これこそが、人生を好転させる決定的なポイントです。

先に、骨格筋が血糖の80％以上を消費しているとお伝えしました。

筋肉に取り込まれた糖は、人間が体を機能させるためのエネルギーである「ＡＴＰ」を生み出すための原料になります。ＡＴＰは「アデノシン三リン酸」とも呼ばれている物質で、人間が体を動かしたり、頭を使ったり、呼吸をしたり、心臓を動かしたり……ありとあらゆる生命活動をするために必要なエネルギーです。

つまり、ＡＴＰが足りないということは、生きる力が足りなくなるということです。

ＡＴＰを作るために、人間の体には２つのエンジンが搭載されています。１つは糖を主材料とする「解糖系エンジン」。もう１つは、糖と脂肪酸の２つを主材料とした「ミトコンドリアエンジン」です。

解糖系エンジンは強度の高い運動をすると、ほんの数秒でその働きを活性化させてどんどん糖を消費し、体を動かすためのＡＴＰを産生します。このとき、ＡＴＰ産生は細胞の細胞質内で行なわれます。生み出すエネルギーはミトコンドリアエンジンと比べると少ないですが、先の通り、瞬発力に優れています。いわば、燃費はよくないけれどパワーはある、スポーツカーのエンジンのようなものとイメージしてください。

対して、ミトコンドリアエンジンは持続的に体を動かすときに、糖と脂肪酸を消費しながらＡＴＰを産生します。このときのＡＴＰ産生は、細胞内に無数に存在するミトコンドリアという細胞小器官で行なわれます。ミトコンドリアは、全身の細胞内の１つ１つの中に数百から数千という数で存在しており、人間の体重の約10％を占めているといわれています。その無数に存在するミトコンドリアの中でも、ＡＴＰ産生が行なわれているのです。

この2つのエンジンが活発に働くことで、どんどんATPが作られて、体中にエネルギーが満たされるというわけです。

急な運動のときは解糖系エンジンがガツンと働き、平常時にはミトコンドリアエンジンがコツコツと働いてくれています。

この2つのエンジンを活性化させるのが、運動です。

52ページでお伝えした通り、運動をすることで、筋肉内にしっかり糖を取り込む経路を活性化させることができます。さらに、運動はエネルギーの産生工場であるミトコンドリアの数を増やす効果があることも分かっているのです。

つまり、「運動をすると疲れる」どころか、糖をしっかり筋肉内に取り込み、ATPの産生工場を増やす効果があるということ。「運動はすればするほど、エネルギーに満ちた疲れない体になる」ということです。

動いても疲れない体があれば、人生がずっと生きやすくなることは間違いありません。

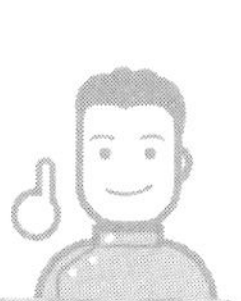

「運動しているのに血糖値が下がらない！」ワケは……

血糖値の悩みをもつ人の中には、「毎日1万歩、歩いています！」とか、「立ち仕事なので体は十分、動かしているはずなのに」というケースが少なくありません。

体を動かしている。よく歩いている。そんな運動習慣を心がけているのに、なぜか血糖値が高いままなのは、筋肉が「鍵」を使えていないから……！

それはなぜ起こるのでしょうか？

謎を解くキーワードは、「有酸素運動」と「無酸素運動」です。

皆さんもよく耳にしている有酸素運動とは、ウォーキングやジョギング、水泳など。大量の酸素を取り込みながら、主に体脂肪をエネルギー源に運動を長時間継続するタイプのトレーニングです。

一方、無酸素運動はいわゆる筋トレ系です。スクワットや腕立て伏せ、腹筋運動や背筋運動、ダンベルなどを使ったトレーニングのことで、筋肉に負荷をかけ、増強させることが主目的となります。糖を主なエネルギー源に、短時間で筋力を使い切るタイプのトレーニングです。ざっくりいえば、有酸素運動で得られることは、脂肪燃焼と心肺機能の強化。無酸素運動のメリットは、筋肉の増強です。

ここまでのお話で、すでにお気づきでしょう。血糖値を下げることを目的とするならば、運動時に糖を消費するうえ、体内の糖の8割以上を取り込む骨格筋を増強する筋トレこそが最適なのです。

- 家事や仕事など日常生活で体を動かすこと
- ウォーキングなど比較的負荷の低い有酸素運動
- ストレッチなど体を伸ばすことが目的の軽い体操

つまり、これらの運動については、血糖値を下げる効果はさほど期待できない、と考えてください。

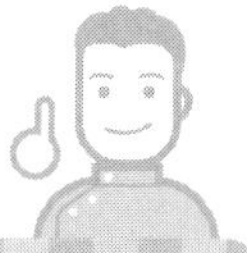

ただ動かすだけじゃ× 筋肉を強く大きくするように動く！

有酸素運動に、まったく血糖値降下作用がないとは言いません。運動習慣のない人が、最初に始める運動としては、比較的負荷も軽くケガをするリスクも低いので、私もおすすめしています。

ただし、糖尿病の予防効果を目的とするなら、筋肉を強くし、増やすぐらいの負荷が必要です。ただ歩くだけ、ただ体を動かすだけで、筋肉が発達する人はいませんね。

例えば、血糖値が高くなってきた人に、医師が「たくさん歩くようにしてくださいね」「ウォーキングがいいですよ」とすすめることがよくあります。

しかし、それに「ゆっくりのんびり歩いても効果が薄いので、できるだけ速く歩くようにしてくださいね」と付け足したいのです。

そして、「体力が人並みについてきたところで、筋トレを加えてください」。そう言ってほしいと、私は常々思っています。

次ページのグラフをご覧ください。

ゆっくり歩くのは、日常的な生活動作です。これに筋肉増強の効果はありません。ところが、普段よりもっと速く歩くように意識したり、階段や坂道のあるコースを意識的に歩くようにすれば、それは負荷の高いトレーニングとなり、太ももやふくらはぎの筋力はしっかり増強されます。

血糖値を下げる筋肉の鍵を得るために必要な運動は、当然ながら後者です。

実際に、筋肉量が増えることで糖尿病を発症するリスクが下がることが、科学的にも明らかになっています。

カリフォルニア大学が発表した研究では、平均年齢41歳、1万3644人のデータを調査・分析したところ、筋肉量が多いほどインスリン感受性は高くなり、糖尿病発症リ

●歩く速度が速いほど糖尿病になりにくい

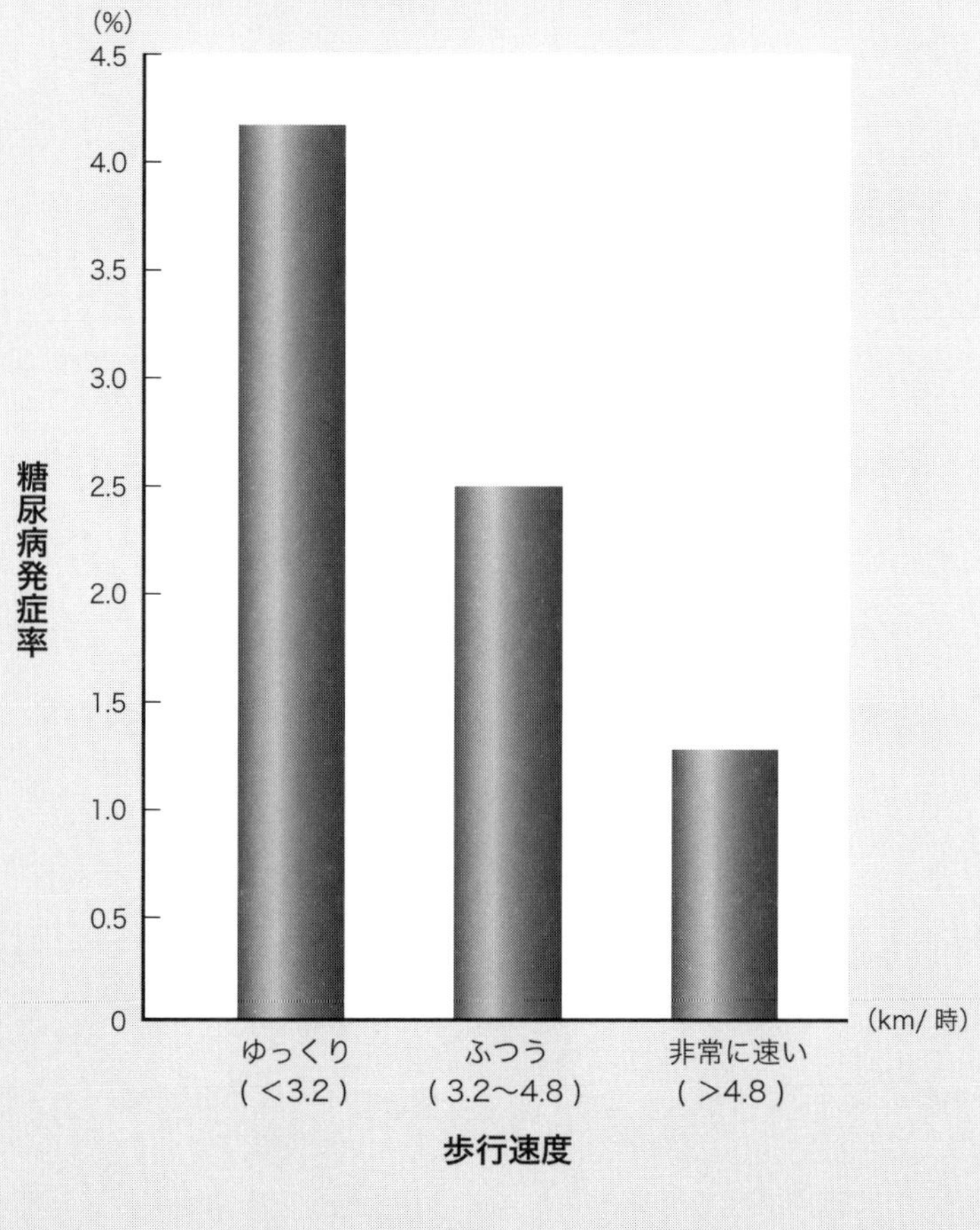

歩行速度の違いと糖尿病発症率の関係を表したグラフ。歩く速度が速いほど糖尿病発症のリスクが低くなることが分かる。歩く速度が「ゆっくり」の人は、「非常に速い」人に比べて発症率が３倍強近い。

出典：亀井康富、小川佳宏「骨格筋からみた糖尿病の病態と治療」（月刊糖尿病 2015/1 Vol.7 No.1）

スクが低くなることが分かりました。

分析結果では、体重に対する筋肉量の比率が10％増えると、インスリン抵抗性の指標値が14％低下し、糖尿病の発症リスクは23％減少することが確認されています。

筋肉が増えるほど、糖尿病のリスクは下がる。そういう、シンプルな因果関係になっていることが分かりますね。

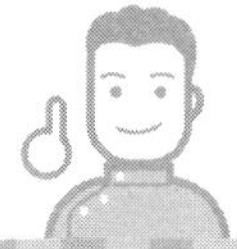

寿命の鍵を握るのは、筋肉！

実はこの因果関係は、糖尿病だけに限りません。

「筋肉量を保っている人ほど寿命は長い」ということも、科学的に明らかになっている事実です。

厚生労働省の報告によると、筋肉量が多い場合と比べて、筋肉量が少ないと、高齢男性の死亡率は2倍、高齢女性は2・3倍に高まることが分かっています。

筋肉は先にもお伝えした通り、糖を取り込み、それをエネルギーとして蓄える機能をもっています。つまり、筋肉量が少ないほど体を動かすことが億劫になり、活動的に動くことができなくなります。するとますます体を動かさなくなる——という負のループに陥るのです。

筋肉を動かさないでいると、徐々に血管も硬くなってくるため、血圧が上がりやすくなったり、認知症のリスクも高まるでしょう。

また、脚の筋力低下は、転倒によるケガのリスクも高めます。筋肉は関節を安定させることでバランスを保つ働きを担っています。そのため、筋力が衰えれば、転んだり倒れたりといったトラブルのリスクは高まります。また、外部からの衝撃を吸収し、骨や内臓を守る鎧としての役割も担っているのです。

そのため、筋肉量の少ない高齢者が転倒し、骨折をしたことをきっかけにそのまま寝たきりに……というケースはよく耳にする話です。寝たきりで、まったく動けない期間が長くなれば、やはり認知症を発症する可能性は高くなっていきます。

さらに、手術やケガをしたとき、筋肉量が少ない人は予後が悪くなりやすい、というのも、よく聞く話です。

人間は手術やケガで体が傷ついたとき、回復させるために自らの筋肉をアミノ酸に分解して、傷ついた箇所を修復しようとします。このとき、筋肉が多ければ修復が十分に行なわれますが、筋肉が少ないと材料が不足するためなかなか回復できない、ということが起こるのです。

「歳をとるとなかなかケガが治らない」というよくある話は、修復するのに十分な筋肉がないから、という可能性もあるということです。

免疫にも、筋肉は深く関わっています。

体温が高い人ほど、免疫力が高い――そんな話を聞いたことがある人は多いことでしょう。筋肉量が多い人は、そうでない人に比べて体温を保ちやすいと言われます。

というのも、筋肉はエネルギーを燃やして「熱産生」を行ない、体温を維持する働きを行なっているからです。この維持する能力は、筋肉量が多いほど高まります。

外から体内に侵入してくる病原体と戦うための「リンパ球」は、一定の体温が保たれることで活性化します。ですから、風邪を引くと免疫の仕組みが働いて、体温を一気に高め、病気と戦う態勢を整えます。

筋肉量が多ければ常に体温は一定以上に保たれるため、免疫も高まり、病気にかかりにくくなるというわけです。

生活習慣病の予防、病気やケガの予防や回復サポート、日常生活の活動量のアップ――全方位で、人間にとって筋肉は必須！　ということが分かります。

逆に言えば、糖尿病に限らず、肥満や高血圧、動脈硬化、認知症やうつ病、不眠症……といった、加齢してから現れやすくなる不具合の根っこは同じ、ということ。

ほとんどの場合で、運動不足による筋力低下が原因。私はそう考えています。

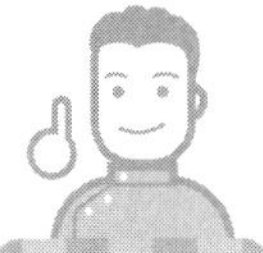

長時間は必要なし！　1日数分のピンポイントな筋トレで十分効果あり

ここまでのお話で、血糖値コントロールのためには運動が必須であることがお分かりいただけたことと思います。

そうはいっても「運動かあ」とため息をついてしまう方も多いことでしょう。

これまで一念発起してジムへ入会しては、ひと月で幽霊会員になってしまったり、ランニングを始めたけど雨が降ったり、時間がなかったりで気がつけばやめてしまっていた。そんな人のほうが多いはずです。だからこそ、56ページで述べた通り「40代男性で運動習慣があるのは18・5%」止まりなのです。

しかしながら、これはしょうがないことで、中高年世代は仕事や家庭で忙しく、自分の時間を確保するのが一番難しい年代。仕事や趣味ではない限り、運動するために時間をとったり、わざわざ出かけたり、準備をしたりといったことは負担が大きすぎるのです。

「じゃあ、どうすればいいの!?」という方も、心配しないで大丈夫です。

忙しい中高年の糖尿病予備軍の方は、本書でこれから紹介する、必要な筋肉に十分な負荷がかかるようにプログラムした「加藤式脱高血糖体操」を実践してみてください。

自宅で、準備なしですぐにできて、ほんの数分やれば、しっかり筋肉が増えて血糖値が下がる体にスイッチできるはずです。

具体的なやり方にはいくつかのコツがありますので、第3章で詳しく紹介します。

その前に、筋トレとセットで絶対に必要になる「タンパク質摂取」について、次の項目でお話ししておきます。

このポイントを押さえておかないと、筋肉が逆に減ってしまうこともあるため、必ず一読してから運動の実践に進んでください。

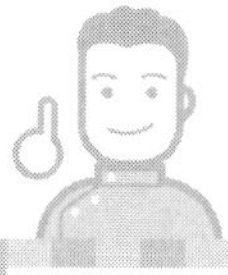

運動不足 + タンパク質不足で筋肉減少が加速する

運動不足のほかに、もう1つ、筋肉が減少する大きな原因があります。

それが、タンパク質不足です。

これまでにもお伝えしてきた通り、タンパク質は体を動かすエネルギーにもなれば、体を構成する主材料にもなる、最重要の栄養素です。

体の中で、もっともたくさんのタンパク質を必要としているのが、骨格筋です。人の体が保有するタンパク質のうち、骨格筋が50〜70％を占めているといわれています。そして、骨格筋のタンパク質は日々、分解と合成を繰り返しているのです。

この営みのなかで、食べ物からとるタンパク質が足りなくなると、新しく合成される筋肉よりも、分解される筋肉のほうが上回ってしまい、筋肉がどんどん小さくなってしまうのです。

例えば、筋肉を大きくすることを目的とするボディビルダーたちは、1日の間に何度も肉類やプロテインなどでタンパク質を摂取しています。これは、高強度のトレーニングによって破壊される筋線維を修復すると同時に、分解される筋肉量よりも合成される筋肉量が上回るように、材料となるタンパク質を十分に補給するためです。

人間の体のタンパク質は、日々、分解と再生を目まぐるしく繰り返しているため、毎日一定量をとり続ける必要があります。それが足りなくなると、体は自らのタンパク質をアミノ酸に分解して、傷ついた箇所の補修をし始めてしまうのです。そのとき、一番に分解されてしまうのが、タンパク質の宝庫である筋肉です。

そのため、食べる量を極端に減らすダイエットをしたとき、体重はスルスルと減り、見た目にも細くなるので、ダイエットが成功したように思えます。しかし、このときに減っているのは、ほぼ筋肉です。

内臓脂肪はそのまま残った状態で代謝は落ち、体を動かすことも億劫になっているので、食べる量を元に戻せばすぐに体重は元通り。しかし、筋肉は失っているため、体脂肪率はダイエット前よりも増えている……ということになりかねません。

ですから、食事を減らすダイエットについて、私はまったくおすすめしません。糖尿病予備軍が糖尿病へと進んでしまうきっかけにもなりかねないからです。

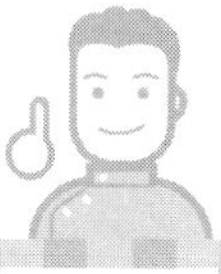

日本人はほぼ全員、タンパク質不足！

栄養セミナーなどで私が「みなさん、タンパク質はとっていますか？」とお尋ねすると、そういう場へ足を運ぶ方たちなので食事への意識は高く、「はい、意識してとっています！」とおっしゃいます。しかし、普段の食事を伺ってみると、やはり十分に摂取しているとはいえないことがほとんどです。

「肉を１００ｇ食べたら１００ｇのタンパク質をとったことになる」「大豆や豆腐をたくさん食べているから大丈夫」といった勘違いをしている方も、少なくありません。

当然ながら、食べた量がそのまま全部タンパク質にはなりませんし、大豆などの植物性タンパク質は筋肉を作るにはアミノ酸が足りないので、タンパク質不足の解消にはつながりにくいのです。

実際に、日本人の平均的なタンパク質摂取量は、食糧事情が今よりもはるかに悪かった戦後とほぼ同じレベルまで下がっています（次ページ図参照）。

皮肉なことに、こうしたタンパク質不足の背景には「体によい食事をとらないといけない」といった、健康意識の高さがあることが少なくありません。この場合、どんな食事になるかというと次のようなものになります。

●現代の日本人のタンパク質摂取量は戦後並み

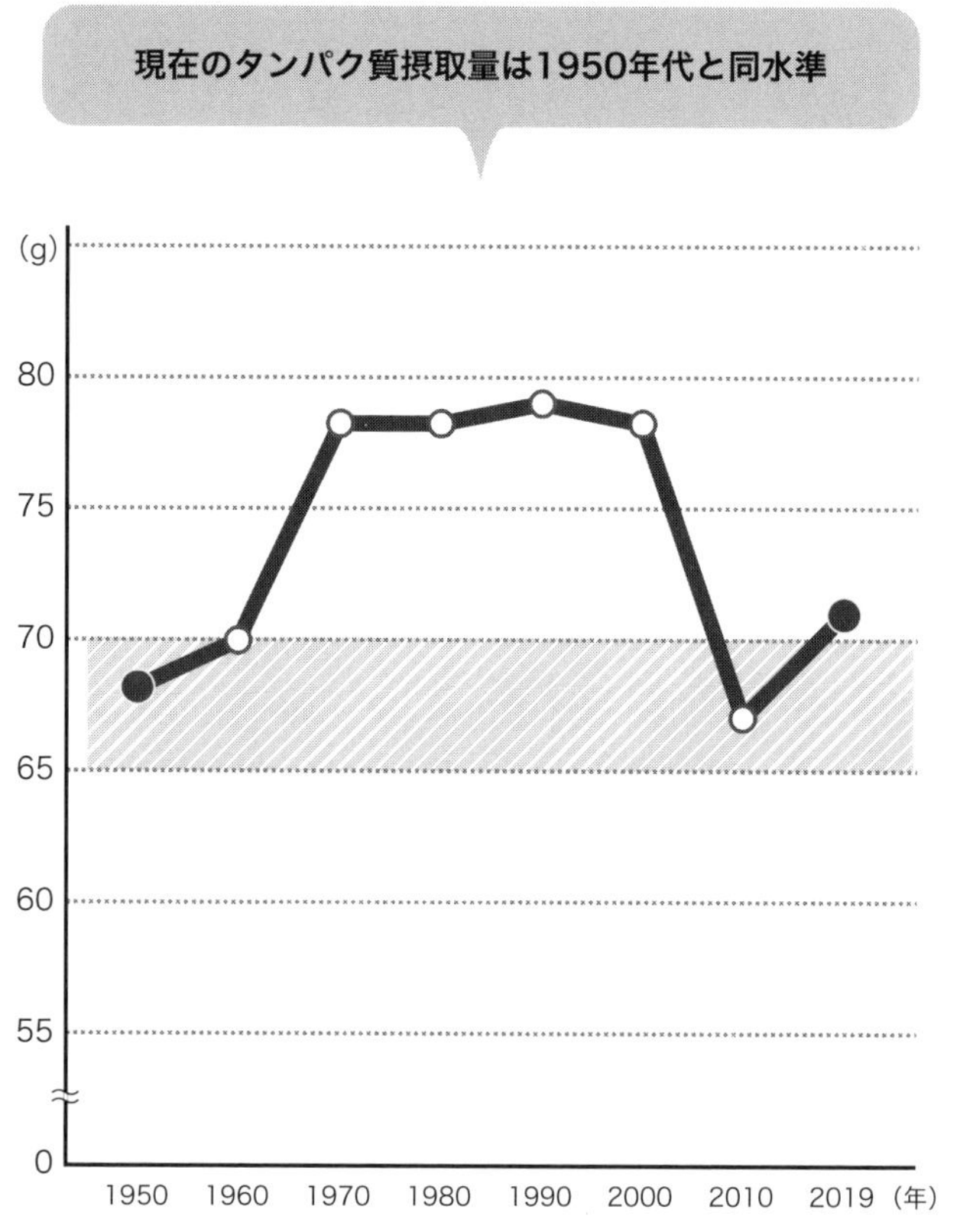

日本人の１人１日当たりのタンパク質摂取量の年次推移（総量）

出典：厚生労働省「国民栄養の状況」「国民栄養調査」「国民健康・栄養調査」を参考に作成

・食事はとにかく野菜中心！　肉は体に悪いのでなるべく避ける
・ダイエットのために野菜と魚中心のあっさりした和食
・体のためになるべく塩分を控えた薄味に

例えば、家庭の食事を一手に引き受けている人がこうした意識をもつと、家族の食事はいつも味の薄い、野菜と魚ばかりになり、家族揃ってタンパク質不足になっていく……ということになります。

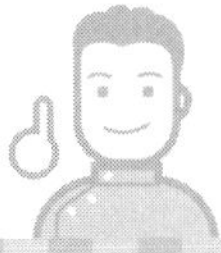

タンパク質は肉、卵からとるのが近道！

残念ながら、野菜や魚だけで1日に必要なタンパク質をとるのは無理があります。

タンパク質には、肉や魚、卵に含まれる「動物性タンパク質」と、野菜や大豆に含まれる「植物性タンパク質」があります。より体に効率よく吸収されるのは、動物性タンパク質です。

タンパク質を構成するアミノ酸は全部で20種類あり、その内の9種類は人体で生成できないため食べ物からとることが欠かせません。そのため、「必須アミノ酸」と呼ばれています。この必須アミノ酸をバランスよく含んでいるのが、動物性タンパク質です。簡単に言うと、肉や卵のほうが食べると体に吸収されやすいので、筋肉を大きくするのに向いているということです。

魚も同じく、動物性タンパク質ですが、肉と比べると可食部が少なく、十分な量をとりづらい、ということがあります。とはいえ、大豆や野菜などの植物性タンパク質よりはアミノ酸のバランスがよいとはいえるでしょう。

まとめると、筋肉を維持・増強するためにタンパク質をとるなら、肉や卵が最適、次に魚類と大豆。野菜は付け合わせ程度と考えてください。

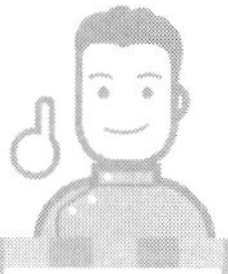

「肉は体に悪い」はうそ

私が肉をおすすめすると「でも、肉は脂が多くて体に悪いでしょう？」と心配する方もいます。それは、大きな誤解です。最近の研究では１００歳以上の高齢者は男女ともに、平均的な日本人よりもタンパク質を多く摂取しており、そのうち動物性タンパク質が占める割合が高いことが分かっています。

つまり、長生きしている人ほど、肉や卵、魚をたくさん食べているということです。体に悪いどころか、肉は「長寿食」であることが分かります。

また、コレステロール値が高くなることを心配する人も多いのですが、24ページで述べた通り、体内のコレステロール値と食べ物から摂取する脂質には、ほとんど関係がありません。体内のコレステロールのうち、8割は体内で合成されており、食べものから摂取される分は2割しかないからです。肉を食べても、コレステロール値が高くなることはありませんから、安心して食べてください。

歳をとると肉がどうも食べられなくなって……という人は、ほとんどの場合、運動不足です。筋肉をよく使っていれば、筋肉の分解と合成が活発になるため、自然とタンパク質がほしくなるもの。私もジムでウエイトトレーニングをした後は、無性に「ああ、肉が食べたい！」となります。

もし、どうしても肉の脂が苦手な場合は、脂肪分の少ない赤身肉やささみ、胸肉などを選ぶとよいでしょう。料理法も、しゃぶしゃぶや筑前煮などでさっぱりと食べられる工夫をすることをおすすめします。

また、卵も大変優秀なタンパク源であると同時に、「完全栄養食」と言われるほどビタミンやミネラルが豊富な優秀な食材です。溶いてスープやみそ汁に加えたり、そのまま焼いたり、ゆで卵や温泉卵としておかずに添えたりと、料理にも幅広く使えますし、安価でお財布にやさしいのも助かります。

肉や卵を中心とした動物性タンパク質を十分に摂取する。では、その具体的な量と取り方について、次章で詳しくお伝えしていきましょう。

第3章

血糖値が勝手に下がる体になる！
加藤式食事法＆体操法

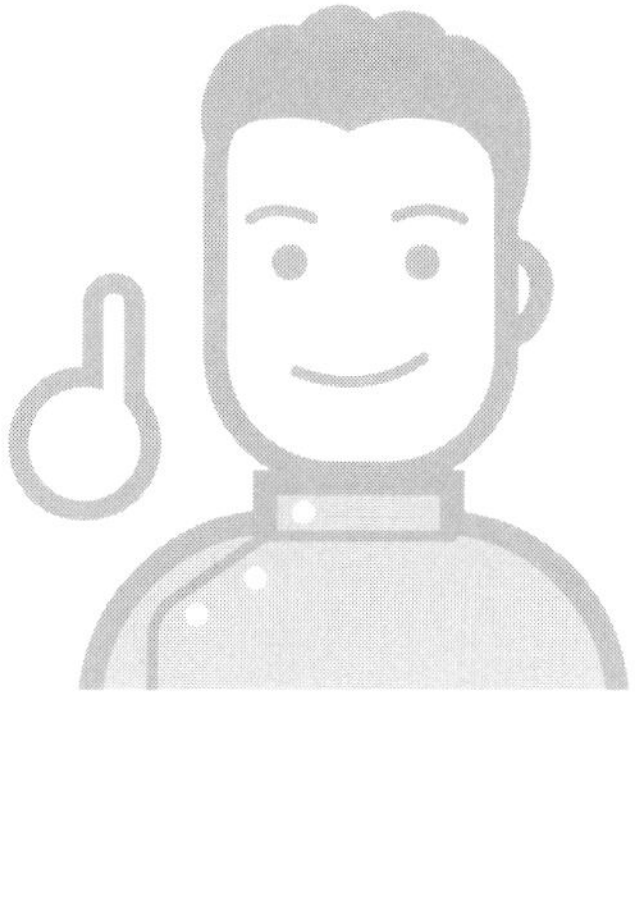

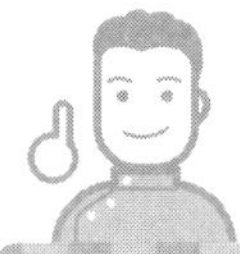

タンパク質は1日に「体重（kg）×1g」が目安

いよいよ本章から、血糖値が下がる体になるために具体的に何をすればよいのか？について具体的にお伝えしていきましょう。
やることはたった2つ、「筋トレ」と「タンパク質摂取」でしたね。
まずは、タンパク質摂取からお話ししていきます。

タンパク質摂取のポイントは、次の3つです。

【ポイント① 何からとるか？】↓肉、卵、魚から

吸収効率のよい動物性タンパク質をメインにするということは、前章でお伝えしましたね。肉類は何でもお好みのものでOKです。脂肪分が多くても少なくても、どちらでもかまいません。

よく「脂肪分が少ない肉のほうがヘルシーでいいですよね？」という質問を受けます。国立がん研究センターが、日本人45～74歳の男女8万2000人を対象に、約11年追跡調査した研究報告では牛脂や豚の脂（ラード）、バターなどの飽和脂肪酸が不足すると血管がもろくなってしまい、脳内出血など脳卒中の原因になるリスクが高くなると言う結果が出ています。動物性の脂は、むしろ積極的にとってほしい食材です。

【ポイント②　いつとるか？】↓なるべく毎食、こまめにとる

体内で一度合成されたタンパク質は、構造や機能を維持するために絶えず分解と合成を繰り返しているので、頻繁に食べ物から補給するのが理想です。

年齢によって多少違いはありますが、1日の間に体重に対しておよそ0・3％のタンパク質が入れ替わっていると言われています。つまり、体重60kgの場合、その0・3％分にあたる180gのタンパク質が分解・合成されていることになるわけです。いかにタンパク質の補充が重要であるかが分かりますね。

できれば毎食、何かしらの動物性タンパク質をおかずとして加えるように意識していきましょう。

ラーメンやサンドイッチなど、十分なタンパク質がとりにくい食事のときは、ゆで卵を付け合わせたりするなど、何かしらタンパク源をプラスすることを意識していきましょう。

【ポイント③　どれぐらいとるか?】↓体重（kg）×1g

1日の摂取目安は、体重が50kgの場合でタンパク質50g以上。毎日運動している場合は、体重（kg）×1・5〜2gが理想的です。

どの食材にどれぐらいのタンパク質が含まれているのかは、次の一覧を参考にしてください。

例えば、体重60kgの人は、1日60gのタンパク質をとる必要があります。その場合、

●タンパク質10gをとるための主な食材の必要量は？

食品名	必要量
鶏卵	約1.5個
豚肉（赤身・肩ロース）	49g
鶏肉（もも・皮付き）	58g
牛肉（肩ロース）	71g
イワシ	40g（小1尾・可食部）
カジキ（めかじき）	36g
アジ（まあじ）	39g（約1/2尾・可食部）
牛乳	300mL

1日の食事のイメージは次のようなものになります。

【朝食】卵2個でスクランブルエッグ→タンパク質14g
【昼食】鶏もも肉（1枚・200g）のソテー→タンパク質34g
【夕食】イワシ（2尾）のかば焼き→タンパク質20g
⬅1日の総摂取タンパク質＝68g

働き盛りの男性なら問題なく平らげられそうですが、中高年以上になると、なかなかこれだけしっかり食べるのが難しい、という人もいるでしょう。特に小食の人や胃弱の方、高齢者の場合は、この量を毎日は難しいかもしれません。１日２食のほうが体調がよい、という方もいます。

そんなときは、サプリメントやタンパク質強化食品に頼るのもよい手です。

最も手軽なのは、プロテインでしょう。多くのメーカーの商品は１食当たりタンパク質20ｇが摂取できるようになっています。

先ほどの食事を半分にしてプロテインを１日２回足すと、次のようになります。

【朝食】卵1個でスクランブルエッグ→タンパク質7g

【昼食】鶏もも肉（1／2枚・100g）のソテー→タンパク質17g

【夕食】イワシ（1尾）のかば焼き→タンパク質10g

＋朝夕食後にプロテイン→タンパク質20g×2回＝40g

⬇

1日の総摂取タンパク質＝74g

これならば、だいぶ食事が楽になる上、摂取するタンパク質量もアップしますね。

最近は、スーパーやコンビニ、ドラッグストアなどでもプロテインやプロテイン入りのドリンクや加工食品が手に入るようになってきました。自分の好みのプロテイン強化食品を足していけばよいと思います。

プロテインも、最近はチョコやベリーなどいろいろな味があるので、好みの味を探すのも楽しいものです。


1つ、注意をしてほしいのが、プロテインの選び方。

プロテインには大きく分けて、牛乳を材料とした動物性タンパク質の「ホエイ」と、大豆を材料とした植物性タンパク質の「ソイ」の2種類があります。これまでのお話の通り、選んでほしいのは動物性タンパク質のホエイタイプです。

ただし、乳糖不耐症を気にされる方もいますし、ホエイタイプのプロテインを飲むとおなかが緩くなってしまう人もいます。その場合は、乳糖が除去された「WPC製法」のプロテインもあるので、そちらを選ぶとよいでしょう。

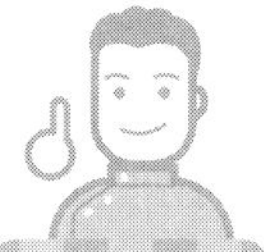

肉が苦手！　という人は少しずつ慣らそう

これまでにサラダや野菜の煮物など、あっさりとした食事を長期間続けてきた人にとっては、いきなり肉中心にスイッチするのは難しいことでしょう。

胸やけがしたり、下痢をすることもあるため、少しずつ体を慣らしていくことが必要です。最初は無理をせず、少しずつ動物性タンパク質を足していきましょう。

私がおすすめしているのは、サラダに生ハムを足したり、野菜スープにポーチドエッグを加えたり、パンにチーズをのせたりといった、タンパク質のトッピングです。肉をドーンと出されるよりも、いつも食べているものにプラスするくらいだと抵抗なく、箸も進みます。

市販のプレーンヨーグルトに、プロテインを混ぜるのもおすすめです。

和食なら、味噌汁に溶き卵を加えたり、野菜の煮物にひき肉のあんかけをのせるのもいいでしょう。野菜の煮物にツナを加えるのも一案です。

筋トレをしながら少しずつ動物性タンパク質を足していくことで、徐々に体が慣れていき、自然と「肉がおいしい！」と変わっていくはずです。

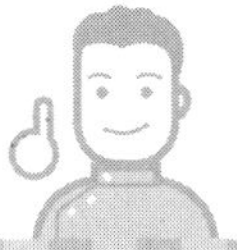

血糖値を上げない食べ方のコツ

もう1つ、血糖値を上げないためにお伝えしておきたいポイントとしては「できるだけ時間をかけてゆっくり食べる」ということです。

例えば、前日の夕食を最後に長時間絶食した翌朝は、体は次の栄養が入ってくるのを今か今かと待っている状態です。このとき、早食いをしてしまうと急激に血糖値が上昇してしまいます。

すると、膵臓は急いでインスリンをドバドバと分泌させて、今度は血糖値を急降下させようと働きます。

このように、食後の短時間のうちに起こる血糖値の急激な上がり下がりを「血糖値スパイク」と言います。

血糖値スパイクを繰り返すうちに、本格的な糖尿病へと進行することもあるため、要注意です。

食後の急激な血糖値の上がり下がりを起こさないためにできるのが、「ゆっくり食べること」です。ゆっくり咀嚼することで、満腹感も得やすくなるので肥満の予防効果もあります。

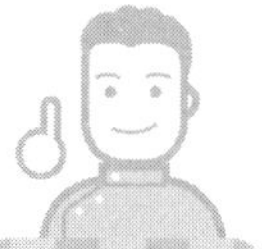

1日3食より、4食、5食が◎

早食い同様に、まとめ食いも血糖値を急激に上げる食べ方なので、避けてください。「腹八分目」とよく言いますが、血糖値に黄色信号が灯ったときには「腹5分目」がベター。

1日3回食べていたなら、その総量を4回、5回に分けて食べられると理想的です。

特に、昼食と夕食の間は長時間空きやすいので、午後3時ごろに間食をとることをおすすめします。おなかの空きすぎによる、夕食時の爆食を防ぐ効果も得られるでしょう。

私もシュークリームや甘いカフェオレなどを、おやつとして口にしています。そうすることで脳にブドウ糖が送られるので、脳疲労から復活して頭もシャッキリと、午後の仕事がはかどるのを感じます。

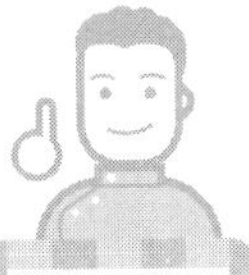

血糖値を下げる魔法のドリンク

血糖値を急激に上げないもう1つのおすすめ食習慣が、「コーヒーを1日3、4杯飲む」です。

国立国際医療研究センターが2009年に発表した、40～69歳の日本人約5万6000人を対象とする10年間の追跡調査結果によると、コーヒーを「1日3～4杯飲む」人と、

「ほとんど飲まない」人を比較したところ、飲む習慣がある人の2型糖尿病の発症リスクは男性で17％、女性で38％低くなることが分かりました。

ちなみに、紅茶やウーロン茶を飲む習慣がある人には、この傾向はみられませんでした。

同じように、「コーヒーにはインスリン抵抗性を改善する効果がある」とする研究も、最近発表されています。バージニア・コモンウェルス大学、順天堂大学の合同研究チームが行なった研究によると、人工的に「NASH（非アルコール性脂肪肝炎）」にしたマウスにコーヒー入りのエサを与えたところ、肝細胞の炎症を示す数値が著しく低下すると同時に、インスリン抵抗性が改善されることが確認されました。

脂肪肝はインスリン抵抗性をもたらす大きな要因となるため、2型糖尿病と併発していることがとても多い病気です。

なぜこうした効果が表われるのかについては、UCC上島珈琲の研究が参考になるでしょう。

同社が2010年、国際コーヒー科学会議で発表した研究によると、コーヒー豆に含まれるポリフェノールの一種である「クロロゲン酸」に、食後血糖の上昇抑制効果があることが確認されました。クロロゲン酸が、糖質分解酵素の阻害、グルコースの腸管からの吸収を阻害する働きをもつと考えられています。

さまざまな研究結果にも表れているように、コーヒーにはインスリン抵抗性を改善し、糖尿病発症リスクを低くしてくれることは確かなようです。

血糖値に心配がある人は、1日3、4杯のコーヒーを飲むことを習慣にするのが吉、と覚えておいてください。

糖尿病の改善効果をもつ飲み物は、他にもあります。それが、緑茶です。

緑茶に含まれるカテキンには、脂肪の吸収を抑えたり、血中コレステロール値を下げたり、抗ウイルスや殺菌、抗菌作用など、さまざまな健康効果があることがこれまでにも分かっていましたが、さらに糖尿病を改善・予防する効果もあることが判明しました。

インスリンの効果を弱める悪玉タンパク質「セレノプロテインP」は、体内で増加することで糖尿病を悪化させることが指摘されています。

東北大学と同志社大学の研究グループの発表によると、この悪玉タンパク質の増加を緑茶のカテキンが抑制し、糖尿病の悪化を防ぐ作用をもつことが分かったのです。

食後の1杯の緑茶は日本人になじみ深い習慣の1つ。忙しい日常の中でもし忘れていたとしたら、ぜひ今日から復活させていきましょう。

ちなみに、私はコーヒーも緑茶も好きなのでよく飲みますが、血糖値をケアする意味でよく飲んでいるのが、お酢です。

コーヒーや緑茶と同様に、お酢にも食後の血糖値上昇を緩やかにする効果があることが、科学的に明らかになっています。

ノートルダム清心女子大学、倉敷中央病院の研究チームの研究では、糖質と食酢を同時に摂取した場合、食後血糖値の上昇を抑制する効果があることが確認されました。

それにならって、私も食事の前、もしくは食事をしながらお酢を摂取しています。

酢の物などの料理に活用するのもよいのですが、大さじ1杯という血糖値降下作用が確認されている量をとるためには、その量を一度に飲むのがベストでしょう。
もちろん、そのままでは飲みづらいので、オリジナルの「お酢カクテル」を作って、食前酒代わりに飲んでいます。さっぱりとした酸味とジュースの甘みのバランスがよく、食欲も増すので、ぜひ次のレシピを試してみてください。

【血糖値上昇を抑える　お酢カクテル】
グラス1杯のオレンジジュース ＋ 大さじ1杯の酢 ＋ お好みでブラックペッパー

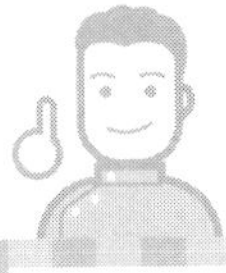

血糖値上昇を抑える「食べるクスリ」

血糖値上昇を抑えるための経口血糖降下薬としては、インスリンを出しやすくしたり、効きをよくするもの、糖の吸収や排泄をコントロールするものなどの数種類が、現在、処方薬として使われています。

いずれにしても先に述べた通り、長期間飲み続けることによる副作用は、ゼロではありません。糖尿病予備軍の場合には、運動と食事の工夫で十分に対応が可能であり、はるかに健全で健康寿命にプラスな選択だと、私は考えています。

そんな健全な食事の工夫の1つとして、「血糖値上昇を抑える食品」を食生活に取り入れることもぜひ試してみてください。

血糖値降下作用がある食品として、まず挙げられるのが、チョコレートです。

原料のカカオ豆に含まれる「カカオポリフェノール」には、インスリン抵抗性を改善する効果があることが分かっています。

とはいえ、チョコレートなら何でもOKなわけではなく、効果が確認されているのは、カカオ70%以上含有のダークチョコレートです。

カカオポリフェノールには、血糖値を下げるほか、血管を広げて血圧を下げたり、その抗酸化力で血管を守り、動脈硬化を予防する効果も期待されています。

コーヒーとの相性もよいので、午後のコーヒーブレイクには、ダークチョコレートもお供にすることをおすすめします。

また、納豆にも血糖値上昇の抑制作用があることが確認されています。

納豆の粘り成分である「γ－ポリグルタミン酸」にその働きがあるといわれており、最近では、γ－ポリグルタミン酸を強化した納豆の開発に取り組む食品メーカーも登場するなど、今、注目を集めている成分です。

さらに、納豆に豊富に含まれている食物繊維がその後押しをすることで、二重の効果で血糖値の上昇を抑制してくれるというわけです。

納豆に生卵を加えれば、血糖値降下作用＋タンパク質強化で、最強の糖尿病予防食に！　朝は血糖値が高まりやすい時間帯ですから、毎日の朝食としておすすめのメニューです。

また、オリーブオイルにも、血糖値上昇を抑える効果があることが分かっています。イタリアで行なわれた研究によると、パンにオリーブオイル、バター、コーンオイルをそれぞれつけて血糖値の変化を調べたところ、オリーブオイルがその変化を最も緩やかにすることが確認されました。次に血糖値上昇を抑える効果があったのがコーンオイル、バターは血糖値上昇のピークをやや遅らせる程度の効果でした。

油脂類が糖質の吸収を緩やかにすることは分かっていましたが、なかでもオリーブオイルにはその効果が顕著であることが分かります。

オリーブオイルには「オレイン酸」と呼ばれる不飽和脂肪酸が豊富に含まれることが知られていますが、昨今の研究ではこの不飽和脂肪酸が豊富な食事をとることで、２型糖尿病のリスクが軽減することも分かってきました。

調理に使うのはもちろん、パンやサラダ、パスタにかけたりするなど、さまざまな形でオリーブオイルを取り入れることが、血糖値コントロールに役立つということですね。

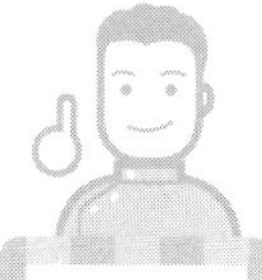

あなたの体の血糖値降下作用をセルフチェック！

体操を始めるその前に、皆さんの体にどれだけ血糖値降下作用のポテンシャルがあるのか、次のチェックリストで確認してみましょう。

●あなたの体の血糖値降下作用度が分かる！　セルフチェック

CHECK!	
□	うつ伏せになり、両手足を伸ばした状態で 床からもち上げたまま10秒以上キープできない
□	スクワットを10回、続けてできない
□	駅や施設では階段を避け、エスカレーターや エレベーターを探す
□	一度座ると動くことが億劫になる
□	低体温で冷え性
□	風邪をひくとなかなか治らない
□	以前に比べて、やる気や意欲が低下している
□	爪に割れや凹凸がある
□	肌が乾燥気味である
□	胃腸が弱く、おなかをくだすことがよくある

いかがだったでしょうか？

前半の５つは、筋肉不足。後半の５つはタンパク質不足に典型的に現れる特徴です。チェックが多くなるほど、体が本来備えているはずの、血糖値の降下作用がすでに働いていないと考えてください。

チェックが１つもなかった！　という人は安心してよいでしょう。今の生活を続けていってください。２つあるという人は、黄色信号。３つ以上という人は、赤信号がすでに灯っており、血糖値に問題がある可能性が高いといえます。

黄色信号、赤信号だった人は、今すぐ、次から紹介する「加藤式脱高血糖体操」を始めることをおすすめします。

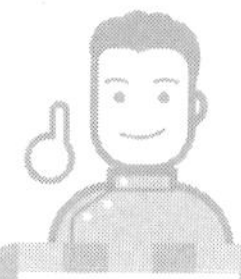

加藤式脱高血糖体操の基本ルール

人間の体で最も血糖を消費する筋肉を増強すれば、血糖値は勝手にスルスルと下がるようになります。筋肉を増強するためには、ある程度の負荷が必要です。また、小さな筋肉よりも、より大きな筋肉を鍛えることで、より血糖値を下げる効果が高まります。

そのため、脱高血糖体操のポイントは次の3つになります。

①メインターゲットは「脚」「お尻」「背中」

人体の筋肉の70％は下半身に集中しています。なかでも、人体最大の筋肉と言われているのが、脚の表側にある大腿四頭筋《だいたいしとうきん》。次に大きいのがおしりの大殿筋《だいでんきん》、そして、背中にある広背筋《こうはいきん》です。

加藤式では、この3つの筋肉をメインターゲットに、太もも裏側のハムストリングや肩回りなど、その他の大きな筋肉も同時に鍛えていきます。

②毎回の食事前に行なう

血糖値のピークは、食後1時間。このピークをできる限り低く抑えるために、体操は食前に行なうのがベストです。

食事前に筋肉を十分に動かしておくことで、筋肉内にため込まれていた血糖をあらかじめ消費し尽くしておく。その上で、再び筋肉が血糖を取り込むためのゲートを全開にすることで、食後血糖値の上昇を最大限に抑えることを狙います。

③体操のトータル時間は5分以内

血糖値を下げるための体操に、時間をかける必要はありません。筋肉に十分な負荷がかかれば目的が達成されるため、狙ったターゲットに効率的に負荷をかければ、短時間でOK。5分もあれば十分です。

仕事やプライベートなど忙しい現代人は、運動に時間をかけることは難しいため、5分以上かかる習慣は、よっぽど好きなことでないと続きません。歯磨きや入浴といった、当たり前に一生続ける習慣にするためにも、短い時間に収めることは必須といえます。

そのため、まずは1日5分行なえば、筋肉に負荷がかかるプログラムとしました。血糖値を下げるだけなら、毎日スクワットを続けるだけでも効果が期待できます。目標は、「秒数や回数、セット数を徐々に上げていく」こと。そして「勝手に血糖値が下がる体」を作ること。

ですから、初めは少なくてもいいので、継続していくことが一番重要なのです。

次から実践してもらう体操すべてを完璧に行なうことが難しい方もいるでしょう。その場合は、できる範囲でかまいません。

脚を上げるのがたったの1cmでもかまいません。ポーズの維持が、ほんの数秒しかできなくても大丈夫です。とにかく毎日続けることが重要です。やったり、やらなかったりでは、筋肉の発達は望めないからです。

歯磨きと同じように「毎日やらないと気持ち悪い！」となれば、大成功。続けるうちに、脚を上げるのが1mmずつ高くなり、キープするのが1秒ずつ長くなり……といったかたちで、徐々にできる回数や時間や強度を増していけるはずです。それにともなって、血糖値も緩やかに改善していくことでしょう。

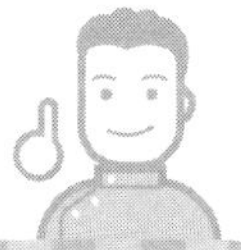

加藤式脱高血糖体操

ひと通り行なうことで、脚や背中など、大きな筋肉にしっかり負荷をかけて鍛えることができるプログラムです。体操の種類は、全部で4つ。かかる時間は約5分です。

食べる前に行なうことで、食後血糖値の上昇抑制が期待できます。

今まで運動習慣がない方、または【体操①～④】を1度に全てできない場合は、1日の中で全ての項目をクリアすればOKです。

その際、大事なのは「食前」にやること。

具体例

■朝食前

体操①　1分スーパーマン→1分できなければ、回数を分けて10秒の休憩を入れてトータル1分

体操②　1分プランク→1分できなければ、回数を分けて10秒の休憩を入れてトータル1分

■昼食前

体操③　フルスクワット→10回×3回（できなければ5回ごとに20秒休みを入れてトータル4セット）

■夕食前

体操④　エア縄跳び→1分できなければ30秒×2回に分ける

【体操①　1分スーパーマン】

人体で最大級の大きさがある「広背筋」のほか、姿勢を維持する「脊柱起立筋《せきちゅうきりつきん》」、おしりにある「大殿筋」、太ももの裏側にある「ハムストリングス」、首の下から肩に広がる「僧帽筋《そうぼうきん》」など、体の背面にある筋肉を一度に鍛えられる、超効率的な体操です。

代謝アップのほか、猫背や前肩を改善して姿勢が美しくなる効果も期待できます。加齢で丸くなった背中もすっきりとして、後姿が一気に若返るポーズです。

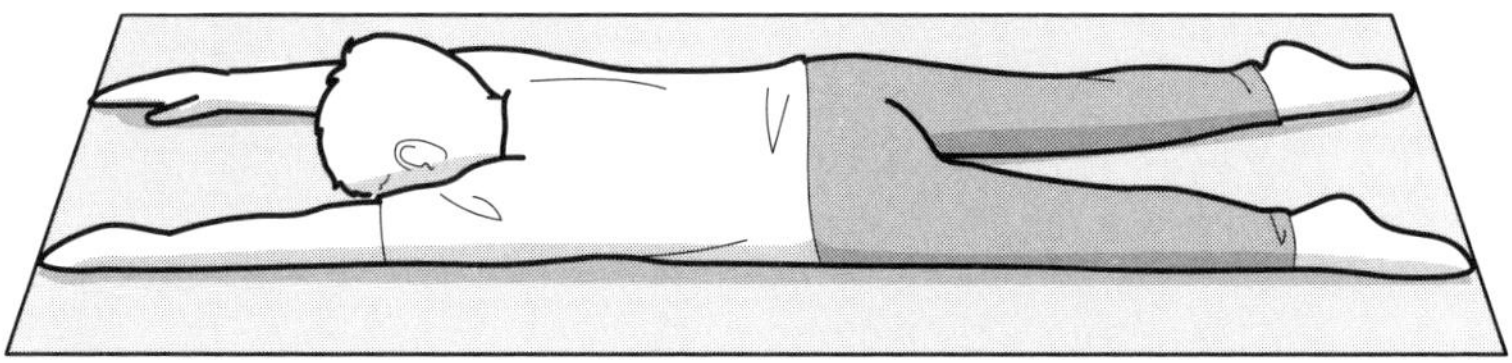

①床にうつ伏せになり、両手は頭上、両足は後ろへ伸ばす。手足はそれぞれ肩幅より少し広めに開く。

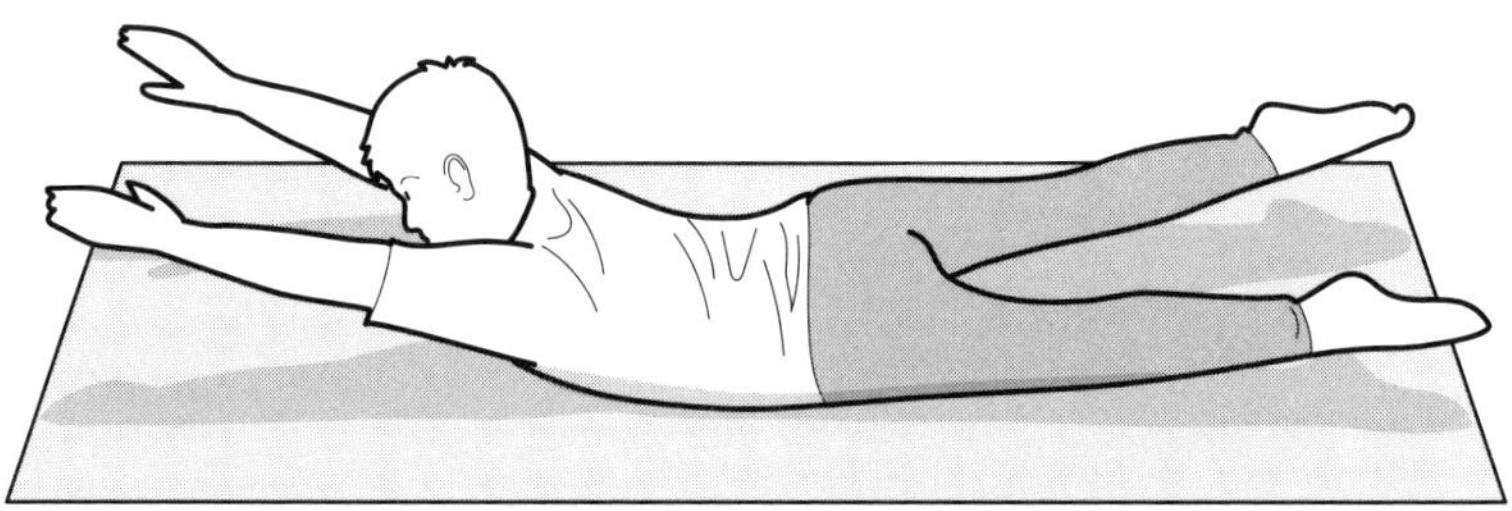

②両手、両足を付け根からゆっくりと上げる。顔は自然に斜め下に向ける。限界まで上げたら、そのまま自然呼吸をしながら1分間キープ。

注意! 手足をもち上げるときには、決して反動をつけないこと。腰を痛めてしまいます。上がるところまでゆっくりともち上げてください。

★体操①～②が1分間できない人

5秒からスタートでもOKです。毎日1秒ずつでも、1週間ごとに10秒でも加えていってください。

【体操② 1分プランク】

体の前面にある筋肉を一度に鍛えられるトレーニングです。

おなかの中心部にある「腹直筋」、わき腹に広がる「腹斜筋」など、主に体幹部を支える筋肉に負荷をかけるトレーニングです。代謝アップのほか、おなかの引き締めや姿勢の維持、腰痛予防に役立ちます。

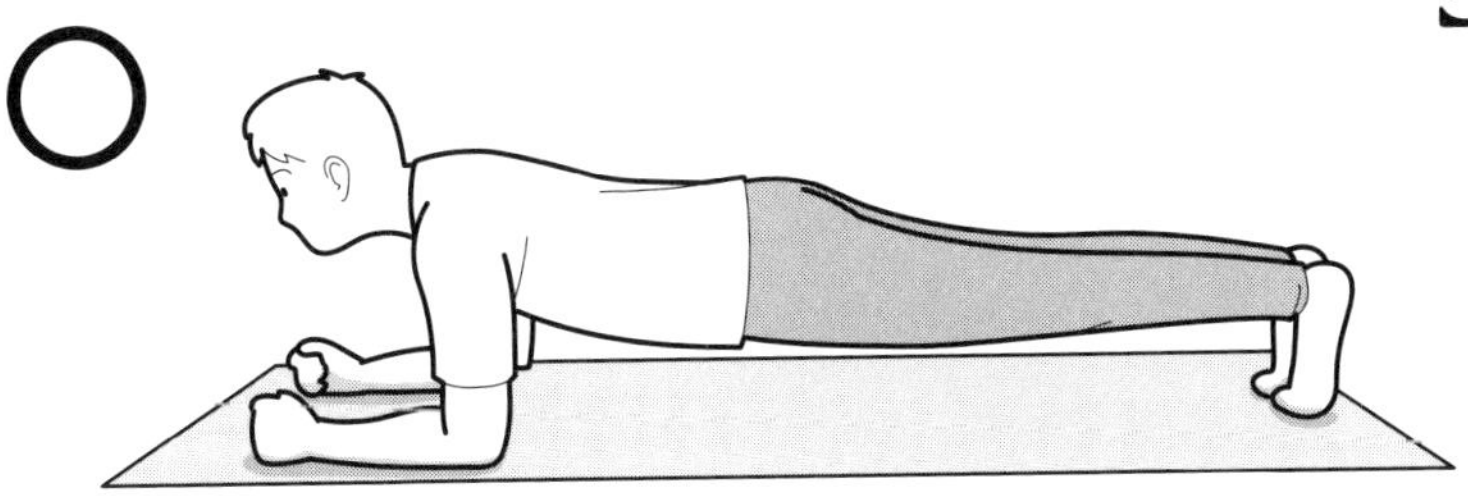

①床にうつ伏せになり、肩の真下に肘をついて前腕は床に置く。足を後ろへ伸ばしてつま先で支えるように体を床からもち上げる。頭からかかとまでが一直線になるように姿勢を維持。自然呼吸をしながら1分間キープ。

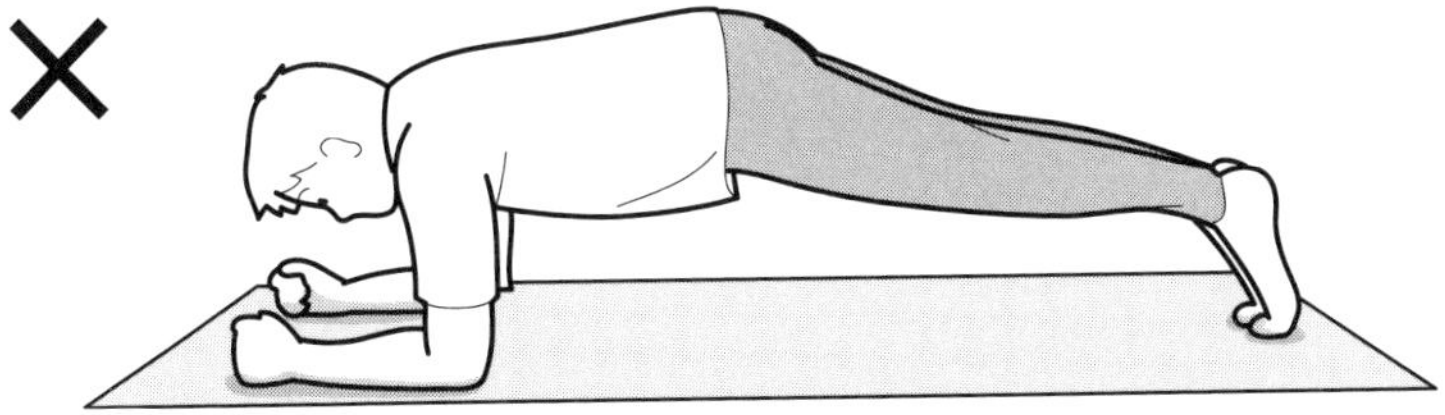

注意！ 背中や腰が丸まったり、おしりが上がらないように気をつけましょう。

【体操③　フルスクワット】

数ある自重トレーニングのなかでも、もっとも効率がよいと言われているのが、フルスクワットです。そのわけは、この動きは可動域が大きく、多くの筋肉が鍛えられるため人体最大の筋肉を鍛えて代謝を高めることができ、身体能力全体のパフォーマンスアップが期待できるからです。毎日続ければ、日常生活がグンと快適になるはずです。

太もも前面の「大腿四頭筋」、裏面の「ハムストリング」、「大殿筋」といった大きな筋肉を鍛えることでグングン代謝が高まり、ダイエットにも効果的です。

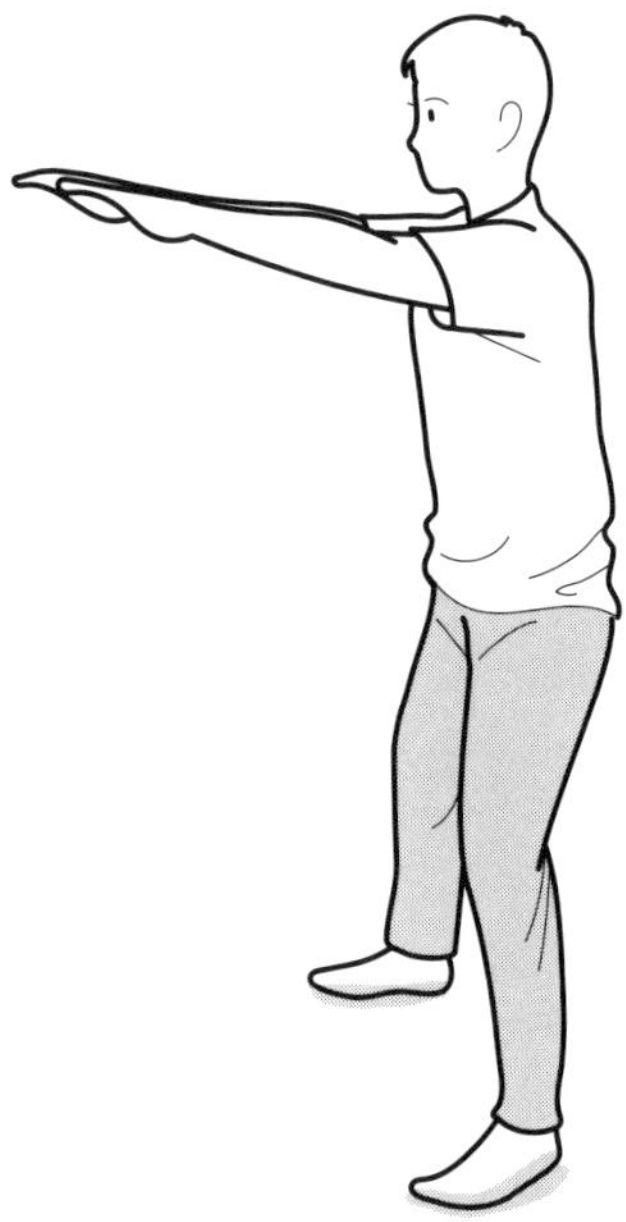

①肩幅の1.5倍に足を開いて立ち、両手をまっすぐ前へ伸ばす。

注意！ スクワット初心者は、まず椅子に座って立ち上がる……を繰り返すことからスタートしてもOK。

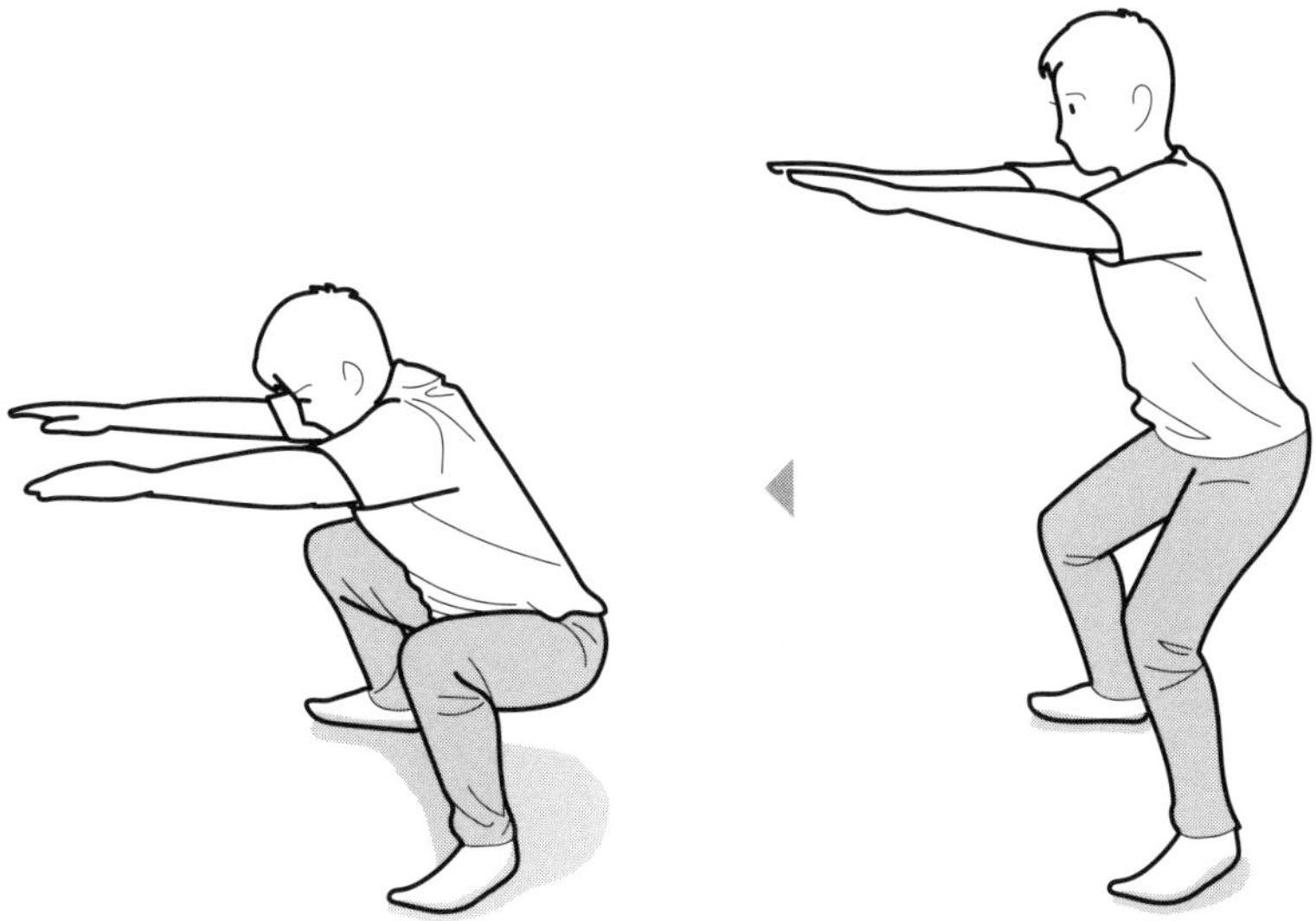

③おなかと太ももがくっつくまでしっかりとしゃがみこんだら、ゆっくりと立ち上がり、①の姿勢に戻る。

④ ①～③を繰り返す。がんばって10回を目指そう。10回できるようになったら、2セット、3セットと回数を増やしていく。

②上体をゆっくりと下げる。そのとき、膝がつま先よりも前に出ないように注意。

★体操③が10回できない人

1回からスタートでもOKです。1週間に1回ずつ加えて、10回を目指しましょう。

【体操④　エア縄跳び】

最後の仕上げとして行なってほしいのが、エア縄跳びです。

その名の通り、実際に縄は使わずに室内で縄を飛んでいるようにするだけで、いつでもどこでもできるのがメリットです。

縄跳びは心肺機能を高めるための有酸素運動の代表格ですが、実は超優秀な全身運動かつ、下半身の筋肉強化トレーニングでもあります。

両足でしっかりジャンプすることで、太もも、ふくらはぎ、大殿筋など大きな筋肉を効果的に鍛えることができます。

また、上半身の姿勢をまっすぐに保ちながらジャンプすることで、体幹まわりの筋肉にもほどよい負荷がかかります。

縄をしっかり回す動作を加えれば、腕、肩のトレーニングにも。まさしく、一度で全身の筋肉を使う、超効率的なトレーニングです。

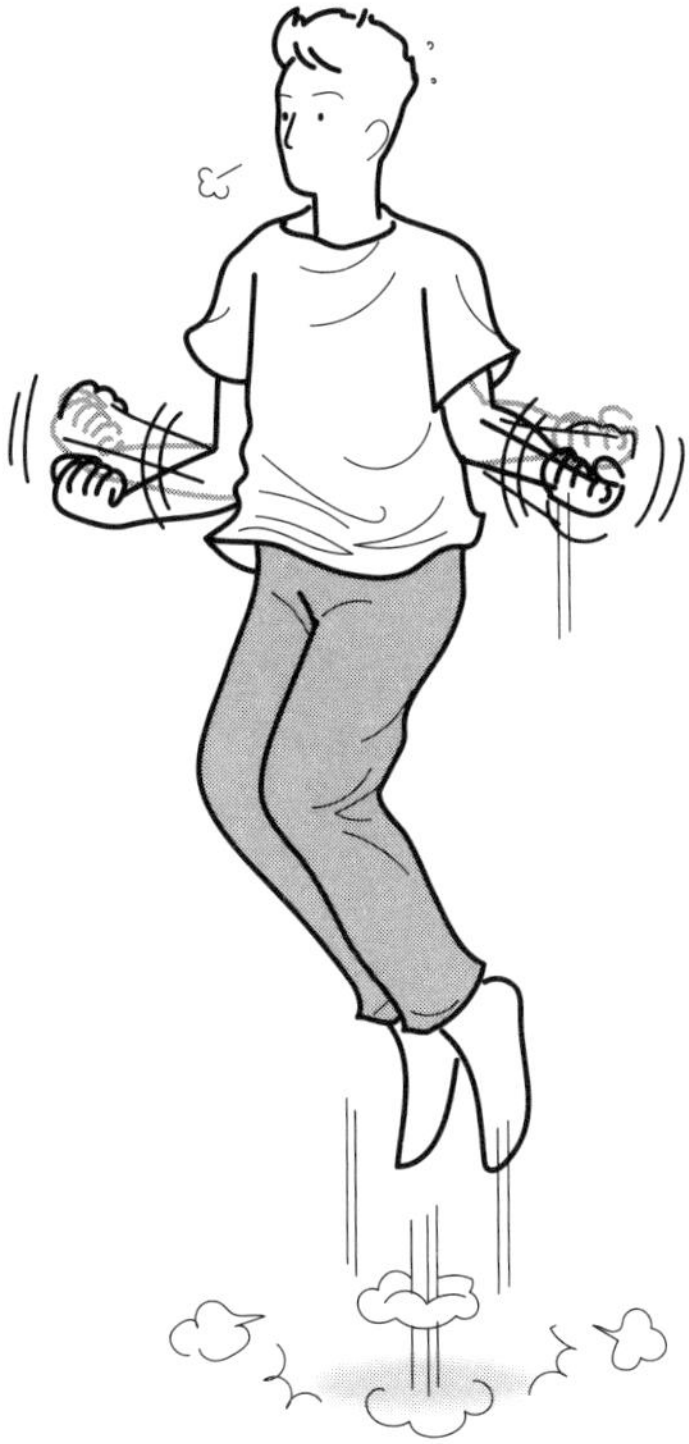

②慣れてきたら、より高くジャンプする「エア二重跳び」にもチャレンジしよう。

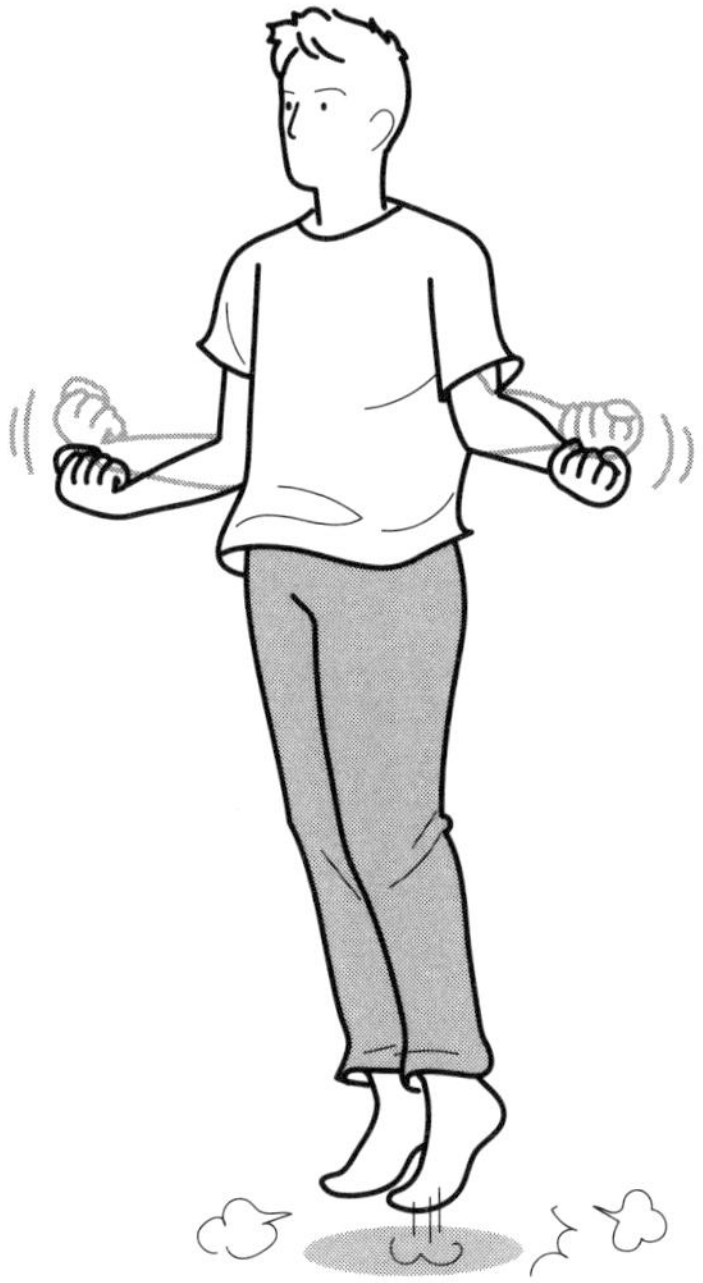

①縄を回す動作をしながら、両足でテンポよくジャンプするのを1分間行なう。

注意！ 膝や腰に痛みがある人、血圧が180以上ある人は避けてください。肥満がある人も、関節を痛める危険があるため控えておきましょう。

★体操④が1分間できない人
1週間に10秒ずつ加えていき、1分間を目指しましょう。

第4章

検査表の正しい見方

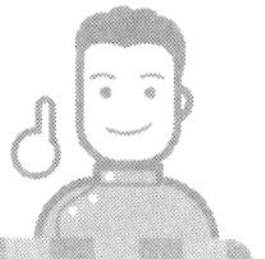

血液検査は「ココ」をチェック！

会社員ならば年に1度、会社からの指示で健康診断を受けているのが通常です。また、会社員以外の方も、国民健康保険の被保険者はもれなく、市町村から健康診断の受診案内を受け取っていることと思います。

企業や各自治体によって多少の違いはありますが、基本的には問診、医師の診察、身体測定、血圧測定、尿検査、血液検査があり、そのほかに心電図や眼底検査、貧血検査、血清クレアチニン検査などが加わることもあります。

本章では、数ある検査のなかでも、特に糖尿病予備軍の方に気をつけてほしい項目と数値について、お伝えしていきましょう。

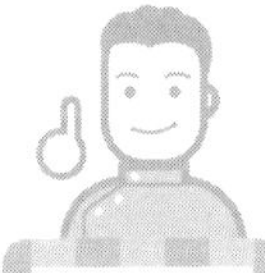

チェックすべき項目①　血糖値

正常範囲：空腹時血糖値：70～109mg／dL　食後血糖値：140mg／dL未満

検査方法：血液検査

本書を手に取っていただいたということは、おそらくすでにこの項目について「再検査」となって、医師からも「注意が必要ですね」と指導を受けている方が多いのではないかと思います。

血糖値の正常範囲は、34～35ページでお伝えした通りで、そこから外れると、再検査となります。

しかし、血糖値は検査前の食事や運動量で変動しやすく、分単位で変わることもよくあります。そのため、血糖の程度をより正確に知るための指標として、HbA1c（ヘモグロビンエーワンシー）が使われています。

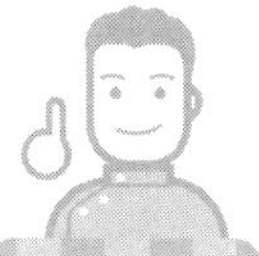

チェックすべき項目② HbA1c

基準値：4・6〜6・2％
検査方法：血液検査

ＨｂＡ１ｃとは、Ｈｂ（ヘモグロビン）を包むタンパク質に糖がくっついて糖化したもののこと。血液検査でその割合を測定し、パーセントで表したものです。検査から１〜２カ月間の血糖値を反映するため、検査直前の飲食など短時間で変動しやすい血糖値よりも状態を正確に把握しやすい指標と言えます。

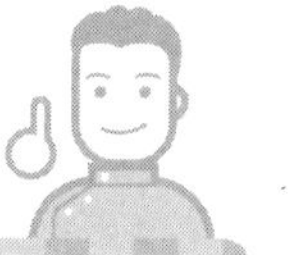

チェックすべき項目③ TP（総タンパク）、ALB（アルブミン）

TP（総タンパク）基準値：6・5〜7・9g／dL
ALB（アルブミン）基準値：3・9g／dL以上
検査方法：血液検査

TPはトータルプロテイン、ALB／アルブミンは肝臓で作られるタンパク質のこと。つまり、この2つはタンパク質が足りているかどうかの指標となる項目です。

両方、もしくはどちらかが低値の場合は、タンパク質を合成する能力が下がっているサイン。食事から摂取するタンパク質量が足りていないか、尿から排出されすぎているかのどちらかということになります。

尿にタンパクがたくさん出てしまう「ネフローゼ症候群」の場合、血液中のタンパクの量が低下して、「低タンパク血症」の状態になります。そうなると、むくみや倦怠感、尿が泡立つといった症状が現れます。

糖尿病が原因でネフローゼ症候群をきたすこともよくあるので、糖尿病予備軍の方の場合は、チェックが必須の項目です。

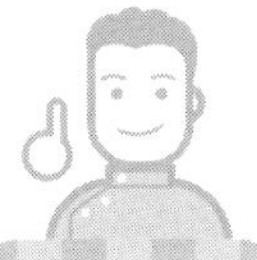

チェックすべき項目④ AST(GOT)、ALT(GPT)、γ-GTP

AST(GOT)基準値:13〜30U/L、ALT(GPT)基準値:10〜42U/L
γ-GTP 基準値:男性18〜25U/L、女性12〜22U/L
検査方法:血液検査

肝臓機能の状態を把握するために必須の3項目です。

ASTとALTはともに肝臓に多い酵素で、ASTは肝臓だけでなく、心臓や骨格筋に、ALTは肝臓に一番多く含まれています。

どちらも肝臓にダメージがあると血液中に漏れ出てくるため、数値の上昇がみられる場合は、要注意です。肝硬変や肝臓がん、脂肪肝などの疑いがあるということです。

また、ＡＳＴが低値、ＡＬＴが高値のケースも時折みられますが、その場合は肝臓に炎症があるサインです。つまり、脂肪肝である可能性が高くなります。

この両方が低値の場合は、タンパク質不足があるとみていいでしょう。

γ－ＧＴＰは主に肝臓の解毒酵素で、タンパク質を分解・合成する働きももっています。お酒を飲む人は、ヒヤヒヤしながらこの項目をチェックしているのではないでしょうか。過剰な飲酒で数値が上がることで知られていますが、ストレス過多でも悪化することがよくあります。

逆に数値が低すぎる場合は、タンパク質不足と考えられます。タンパク質の合成に使われる酵素が少ないということは、つまり、新しくタンパク質が作られていない、ということです。

先に、内臓脂肪がインスリン抵抗性を悪化させ、糖尿病発症の要因になるとお伝えしました。運動不足、筋肉不足によって糖が消費されず、肝臓に内臓脂肪となってたまることで、脂肪肝は起こります。そして、インスリン抵抗性が進行してしまう、というわけです。

そのため、糖尿病予備軍の人は、肝機能の数値も要チェックです。

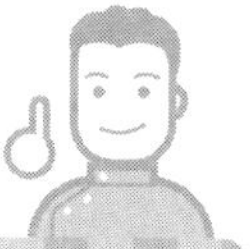

チェックすべき項目⑤ BUN（尿素窒素）、Cr（クレアチニン）

ＢＵＮ（尿素窒素）基準値：８～20mg／dL

Ｃｒ（クレアチニン）基準値：男性１・２mg／dL以下、女性１・０mg／dL以下

検査方法：血液検査

腎臓の機能が分かる一般的な検査項目が、ＢＵＮ（尿素窒素）とＣｒ（クレアチニン）です。

ＢＵＮは、食べ物から摂取したタンパク質や体内のタンパク質が分解されたあとの老廃物です。腎臓の機能が低下するとＢＵＮがうまく排泄されなくなるため、腎機能の異常を測る指標になっています。

ちなみに、基準値以下の場合は極端なタンパク質不足の可能性が大。老廃物が少ないということは、体内のタンパク質が少ないと考えられるためです。

私のところへ相談にきたある女性は、やはりＢＵＮが８㎎以下で、深刻なタンパク質不足でした。食べることは好きだけれどもムラがあって「毎食肉や卵を食べているとはいえない」というお話でした。

その方はやはり糖尿病を発症しており、食事指導と同時に運動指導も始めましたが、最初はスクワットが１回もできないところからのスタートでした。膝に痛みもあるとのことだったので、まずは椅子の背につかまりながら、ちょっとだけ膝を曲げて伸ばす、ということを毎日やってもらっています。２週間もたつと、だいぶ深いスクワットができるようになったので、やはり継続は力なりということですね。

クレアチニンは筋肉に含まれるタンパク質の老廃物です。腎機能が低下すると尿中のクレアチニン量が減り、逆に血液中での量が増加するため、慢性腎炎、腎不全の有無が推測されます。

序章でお伝えした通り、糖尿病の三大合併症の1つに「糖尿病性腎症」があります。そのため、腎機能の低下は、糖尿病のサインである可能性も。早期発見のためにも、要チェックの項目です。

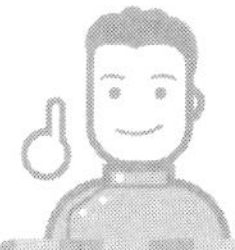

チェックすべき項目⑥ eGFR

基準値：60以上
検査方法：血液検査

腎臓の老廃物をろ過するフィルターが、1分間で処理している血液量を測定した数値で、腎臓にどれぐらい、ろ過機能があるかを調べる検査項目です。

90以上が正常値で、60を切ると医師の指導が入り、15未満になると腎不全と診断されて透析治療が必要になります。

糖尿病は腎機能低下の要因であるため、数値の低下があれば再検査が必要です。

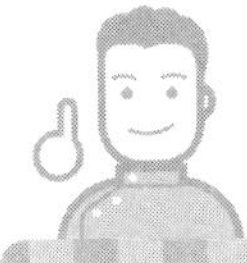

チェックすべき項目⑦ 総コレステロール、中性脂肪

総コレステロール（T-CHO）基準値：120～220mg／dL
中性脂肪基準値：149mg／dL以下
HDLコレステロール基準値：40mg／dL以上
LDLコレステロール基準値：139mg／dL以下
検査方法：血液検査

総コレステロールとは、血液中の脂肪の総量で、細胞膜や血管壁を構成する材料としての役割を担っています。そのため、高値ということはコレステロールが使われていな

い、再生する細胞が少ないというサイン。つまり、運動不足で総コレステロールが高くなることがあります。

逆に、低値の場合は肝硬変や肝炎など、肝臓に異常がある可能性が疑われます。

中性脂肪とは血液中に存在する脂肪のことで、私たちが活動するためのエネルギーになるもの。ちなみに、体脂肪は体に蓄えられた脂肪のことを言います。

中性脂肪が高くなりすぎるということは、脂肪酸がエネルギーとして余っている、つまり、運動不足を表します。そのまま使われないでいると、動脈硬化や脂質異常症といった問題が起こりやすくなります。

一方、ＬＤＬコレステロールも血中の脂質ですが、中性脂肪とは役割が異なり、こちらは肝臓で蓄えられたコレステロールを全身に運ぶ働きをもっています。ＨＤＬコレステロールは、体内で使われなかったコレステロールを回収するため、血管の通り道をクリーンにします。そのため、ＨＤＬコレステロールの数値の低すぎは大きな問題になります。

脂質は、体にとって重要な栄養素ですが、使われず余ってしまうと、血管の流れが悪くなる悪影響もあります。

解決法は運動一択。１０３〜１０９ページで紹介した体操を習慣にして、数値をコントロールすることを目指しましょう。

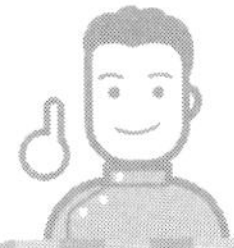

健診で項目がない場合の対処法

お伝えしてきた項目は一般的なものではありますが、皆さんが受ける健診に含まれていないこともあるでしょう。個人で受ける健診や人間ドックの場合には、検査前にリクエストをしておけば、加えてもらうことは可能です。

会社員の場合は、会社で一括して行なわれている健康診断ですから、オプションを加えることが難しいこともあるかもしれません。その場合は、個人で健診や人間ドックを受けることも検討してください。

自分でお金を払ってまでは……と考えるかもしれませんが、健康こそ人生最大の資産と考えて、中高年になったら健診にある程度の課金をすることも検討してみてください。人生100年時代、自分の健康へお金をかけることは、最も大きなリターンが得られる投資と考えてまちがいありません。

また、いずれの項目についても、1つだけで判断をすることは医師でもできません。複数の項目から総合的な判断をする必要があります。

そのため、あくまで本章については、各項目の意味を理解するための参考と考えてください。その上で、心配がある場合には、必ず医療機関で相談をしましょう。

装　丁——山之口正和（OKIKATA）
編集協力——木村直子
図版作成——齋藤稔（ジーラム）

◘著者略歴

加藤雅俊（かとう・まさとし）

薬剤師。薬学研究者。ミッツ・エンタープライス（株）代表取締役社長。JHT日本ホリスティックセラピー協会会長。JHT日本ホリスティックセラピストアカデミー校長。
薬に頼らず症状に対して食事や運動、東洋医学など多方面からアプローチする医療を目指した、「ホリスティック」という理念を日本で初めて提唱。現在もその第一人者である。大学卒業後、ロシュ・ダイアグノスティックス（株）入社、研究所にて、血液関連の研究開発に携わる。不調には、体だけではなく心の不調もあり、本来もつ『自然治癒力』は心と体の両方が健康でないと働かないことに気づき、「薬に頼らず若々しく健康にいられる方法」を食事＋運動＋心のケアと一緒に研究する。1995年に予防医療を目指し起業。「心と体の両方」をみるサロンやセラピスト養成のためのアカデミーを展開。他に例を見ない「人間全体を包括的にみる医学」がテレビ・雑誌等で取上げられて話題となり、モデルや女優の体内環境のケアを行なう。また、プロ野球チームやアスリートのコンディショニングケアを担当する。近著に『1日1分で血圧は下がる！』（講談社）、『Dr.クロワッサン 新装版 リンパストレッチで不調を治す！』（マガジンハウス）など。著書の累計発行部数は240万部を超える。

＜加藤雅俊に直接相談ができるWEBからだ相談室＞
JHT日本ホリスティックセラピストアカデミー
http://www.jht-ac.com

YouTubeチャンネル「加藤雅俊の体内環境塾」
https://www.youtube.com/@kato_masatoshi

1日5分で体質リセット！
勝手に血糖値が下がる体になる方法

2023年3月15日　第1版第1刷発行

著　者　加藤雅俊
発行者　永田貴之
発行所　株式会社PHP研究所
東京本部　〒135-8137　江東区豊洲5-6-52
ビジネス・教養出版部　☎03-3520-9615（編集）
普及部　☎03-3520-9630（販売）
京都本部　〒601-8411　京都市南区西九条北ノ内町11
PHP INTERFACE　https://www.php.co.jp/

本文デザイン・組版　齋藤稔（株式会社ジーラム）
印刷所　株式会社精興社
製本所　東京美術紙工協業組合

ISBN 978-4-569-85433-5